医学考试命题手册

主编　张学高

中国医药科技出版社

内 容 提 要

本书共5章，主要包括考试测量学概述、我国医学考试的主要类型介绍、客观型题和主观型题的分类与命题技术、部分专业试题命制特点和命题工作体会等。附录包括常用医学规范名词、常用医学缩写字母和法定计量单位与应用说明。本书语言简明易懂，内容全面，例题翔实丰富，能有效提高医学考试命题水平和试题质量。

本书对医学教育者与考试机构工作人员提供有价值的参考。

图书在版编目（CIP）数据

医学考试命题手册/张学高主编．—北京：中国医药科技出版社，2012.1

ISBN 978-7-5067-5191-9

Ⅰ.①医… Ⅱ.①张… Ⅲ.①医学-考试-命题-中国-手册 Ⅳ.①R-4

中国版本图书馆CIP数据核字（2011）第203990号

美术编辑 陈君杞

版式设计 郭小平

出版 中国医药科技出版社

地址 北京市海淀区文慧园北路甲22号

邮编 100082

电话 发行：010-62227427 邮购：010-62236938

网址 www.cmstp.com

规格 850×1168mm 1/32

印张 10 1/8

字数 212千字

版次 2012年1月第1版

印次 2020年3月第6次印刷

印刷 三河市万龙印装有限公司

经销 全国各地新华书店

书号 ISBN 978-7-5067-5191-9

定价 24.00元

本书编委会

主　　编　张学高

副主编　汪本奎　陈声宇

编　　者　（按姓氏笔画排序）

于世北　马　媛　马　辉　王　刚
王　蔚　朱爱明　孙　玲　孙　琳
刘　岩　刘清伟　刘智英　汪本奎
李建军　李海潮　吴满红　张　滢
张　莉（一处）　张　莉（二处）
张　蕾　张学高　张迎春　张晓懿
张君君　陆建成　陈　琼　陈声宇
侯　鑫　胡雪聪　徐　静　徐艳红
徐　魏　徐春燕　郭　姣　密忠祥
韩　星　谢小庆　路　妍　蔡海燕
戴　敏

目　录

第一章 概　述

第一节　考试发展史

一、考试的概念

考试是一种测量工具，是在教育测量学、教育统计学、认知心理学等理论指导下，为满足人事管理和教育工作需要而专门组织开展的一种社会活动。考试要求某些社会个体（被试者）在规定的时间内，按规定的方式解答事先编制的题目，由组织者对解答结果进行评价，从而对这些社会个体（被试者）经教育训练掌握的社会文化知识与发展相应能力的状态与水平进行测量。

“考”与“试”皆有考查、考核等含义，“考”字侧重于考核政绩，“试”字侧重于测度优劣。“考试”二字连用最早主要指的是执政者对官员的“考核”及“试用”。如董仲舒所言“考试之法”——“考试之法，合其爵禄，并其秩，积其日，陈其实，计功量罪，以多除少，以名定实，先内弟之。”随着教育活动的开展和经济社会发展对各类人才的需求，考试就有了其另一层含义，即对个体掌握知识、技能和素质情况的检验、评定和测量的一种方法，今天我们更多是在这一层面理解考试的内涵。

二、考试制度的发展及演变

考试最早起源于中国的先秦时代，当时虽然没有明确提出“考试”的概念，但当时所涌现的“尚贤”的思想，即通过考核、考察的方式选拔、任用人才的实践却已经出现。此后，人才选拔中的“考试”意识逐渐增强，两汉时期以“孝廉”即“德行”通过举荐和策问的方式授以相应官职。魏晋南北朝时期的“九品中正制”以“家世、道德、才能”为标准选拔任用官员。至隋唐时期以“左雄改制”为标志，考试观念正式确立。隋炀帝时设立了进士科，影响中国社会一千三百年之久的科举制度至此产生。

明清是我国古代考试发展的极盛时期。科举制是中国古代正式的考试制度，它在相当程度上体现了公平竞争、择优录用的原则，但同时又成为套在广大士人脖子上的一具枷锁，在清朝后期尤为突出。1905 年科举制度的废除给中国社会带来了广泛而深远的影响，但这不等于考试的消亡。考试作为人类的一种客观、公正的评价方式，发挥着越来越重要的作用。

在近代，孙中山先生的以考试独立权为基本精神的文官考试思想的形成，是中国考试思想的新开端，也是适合当时国情的人才选拔之路。

新中国成立后建立了高考制度，这是现代教育的一项创举。进入 21 世纪，伴随着我国的政治、经济、文化、教育等的发展，信息技术的进步，以及全球一体化的进程，众多符合社会与个人需求的考试类型不断出现。同时，随着教育测量学、认知心理学等学科的引入，考试制度也在向科学化、客观化、标准化逐步完善。如今随着信息技术的快速发展和普及，带来考试领域信息化的推行，引发了考试形式和管理的新变革，考试信息化在考试开发、考试实施和电子考试等方面都得到深入发展。

考试源于中国，17 世纪时考试方法才通过传教士介绍到西方。时至今日，世界上众多的国家特别是发达国家不仅把考试作为人才评价的主要手段之一，广泛地应用于社会各个领域，而且在考试科学化等方面有较为前沿的研究，形成了较为完善的考试评价系统。他们的成果和经验值得我们学习和借鉴。

三、考试的功能

考试是人类社会特有的现象，体现着社会对其成员资格的要求和认定，大规模社会考试还昭示出社会对所需“贤才”的标准，进而成为人才选拔和推进人才培养的重要途径和手段。考试作为客观、公正的评价人才、选拔人才的制度，对社会影响重大，是国家意志的体现，同时随着时代、社会的发展不断改进。

考试的功能指考试系统对外部环境所产生的作用，从社会角度，考试具有文化、行政、经济、调节、督导五种功能。具体而言，考试具有以下几个功能。

1. 评价与选拔功能

考试的功能首先体现在对人的知识和能力的评价上，且评价功能体现的程度直接影响选拔、诊断等其他功能乃至考试社会诸功能的体现，因此，评价功能是考试众多功能中的第一功能。

考试是人才评价的标尺，是评价人才培养最主要的手段，考试作为检验教学质量的重要手段，较为全面真实、科学有效地反映了社会成员的能力和水平，在保证教育的公平与效率、激励社会成员提高文化水平方面起到了积极的作用。因此，作为一种客观的衡量人才、选拔人才的方式，考试制度具有其他方式难以比拟的开放性和公平性。

2. 导向功能

在人才培养中，考试起了导向作用，是培养能力和素质的“指挥棒”。考试的要求指向哪里，考生就会朝哪个方向努力，以期达到考试的要求。不断提高人们的能力和素质是目的，考试是方法，考试的最终目的是为了促进人才的发展，促进整个社会文明的发展和进步。

3. 反馈功能

考试可以检测考生对所学知识的掌握程度以及运用知识的能力，为考生反馈改进学习和工作的信息，在教育考试中还可以为教师反馈调整和改进教学的信息，从而为进一步提高考生的素质和能力提供依据。

4. 预测功能

考试还可以预测考生的潜能及未来发展方向，可以在了解被试者现状的同时，看到被试者未来发展的趋势。

对于医疗卫生行业而言，如何评价一个医生的能力以及整个社会的医疗卫生环境，最重要的工具就是考试。医学考试能够衡量和评估医学教育的质量和水平，引导医疗卫生工作者提高专业技术能力，保证医疗队伍的质量和水平，从而保证广大人民群众的切身利益。因此，医学考试对卫生人才队伍建设具有重要的导向作用。特别是卫生专业技术资格考试，它的实施对于加强和改进卫生人才工作、深化职称制度改革、人事制度改革，起到了重要推动作用。考试实施以来，关注度不断提高，受到了专家、考生、用人单位和社会的充分认可，这不仅是因为考试结果与相应职称、待遇的取得密切相关，更主要的是考试在卫生人才队伍的建设中发挥了重要的促进作用。在人才的培养中，考试起到了指挥棒的作用，正确引导考生对岗位要求、专业技术能力的认识；在人才的评价中，考试起到了重要的辅助作用，较为全面、有效地反映了专业技术人员解决临床问题的能力和水平；在人才的配置、流动和使用中，考试则起到了一定的标尺作用。

（徐艳红 王 蔚 张学高 谢小庆 徐 静）

第二节 考试的分类与典型应用

一、考试的分类

考试的分类目前尚未形成统一的标准，从不同的角度可以对考试做出不同的分类，同一项考试也可以同时具备多种类别属性。

（一）根据考试目的分类

根据考试目的，可分为人事考试和教育考试。

1. 人事考试

人事考试是指运用于人事工作领域的考试，主要是为人员的选录、安置、职业和岗位标准验核、职业能力倾向预测服务。人事考试主要包括公务员考试、资格考试、社会化考试等。

公务员考试主要是由公务员主管部门组织的、用于录用担任主任科员以下及其他相当职务层次的非领导职务公务员的考试；是在规定的编制限额内，按照确定的招录计划，针对相应的空缺职位进行的面向社会的、公开的竞争性考试。目前主要有两项考试：中央、国家机关公务员录用考试和地方公务员考试。

资格考试主要是指专业技术人员按照国家和省有关规定和条件取得相应专业技术职务任职资格的考试，表明专业技术人员在一定时期内具有受聘该专业技术职务所需的学术、技术水平，一般分为初级、中级和高级（副高级、正高级）三个层次。专业技术资格作为用人单位聘任相应专业技术职务的依据，如卫生专业技术资格考试、注册建筑师资格考试等。

社会化考试主要是指企事业单位或部门为挑选适合岗位要求的员工所进行的考试，主要形式是专业能力测试和职业测评，多由第三方测评机构提供。专业能力测试主要是针对岗位要求，考察被试者对专业知识和能力的掌握程度；职业测评是心理测验的一个分支，考察被试者是否具备岗位所要求的心理特质，包括职业发展测评、职业/生涯决策测验和职业/生涯成熟度测验等。专业能力测试和职业测评的目的是实现人适其职，职得其人；人尽其才，才尽其用。它具有预测、诊断、区别、比较、探测、评估等功能。

2. 教育考试

教育考试是指运用于教育教学领域的考试，主要是为了及时了解受教育者知识能力发展的实际状况，是搞好教育工作的重要保障。教育考试又可分为校内考试和校外考试两类，还可以根据考试目的的不同分为：水平/能力考试（如高考）、成就考试（如期中、期末考试）、能力倾向考试、分级考试、诊断考试（如课堂小测验）等。

（二）根据考试内容及评分的客观程度分类

根据考试内容及评分的客观程度，可分为客观性考试、主观性考试和混合型考试。

1. 客观性考试

客观性考试指可以进行客观性评分的考试，全部采用客观性试题提供正确和错误选项，由被试者从中选择自己认为正确的答案，评分标准统一、客观、准确，是一种标准化考试。被试者根据试题提供的信息和选项，经过分析判断选择答案，以固定形式回答试卷中的试题。试题答案和分值固定，采用计算机阅卷评分，便于控制阅卷者主观判断或运算造成的误差。客观性试题常用的有正误题、选择题、配对题三种形式，常用于人数较多的大型考试，如护士执业资格考试等。

客观性考试提高了评价速度，降低了考试成本，但在考核被试者的组织能力、表达能力及写作能力方面存在欠缺。

2. 主观性考试

主观性考试采用主观性试题，是以评分人主观判断为依据评定被试者分数的考试。它是一种自由应答式考试，不提供固定的备选答案，被试者充分利用自己的知识，根据自己的理解回答问题。主观性试题常用的有名词解释、简答、论述、案例分析等，常用于中小型考试，或作为客观性考试的补充。

主观性考试能在一定程度上考核学生的组织能力、表达能力及写作能力等，但评价速度较慢，相应地提高了考试成本。

3. 混合型考试

大部分考试需要全面考核被试者的能力，常采用客观性试题和主观性试题相结合的考试形式，如公务员考试，国家英语四、六级考试等。

（三）根据考试组织形式分类

根据考试组织形式的不同，可分为标准化纸笔考试、计算机化模拟考试、基于操作实践的考试、基于工作情境的综合类考试等。

1. 标准化纸笔考试

标准化纸笔考试是以纸和笔作为介质进行的测试，是考核应聘者学识水平的重要工具。这种方法可以有效地测量应聘人的基本知识、专业知识、管理知识、综合分析能力和文字表达能力等素质及能力的差异。在实施过程中，一般不需要其他工具和手段。一个标准的纸笔测验系统还包括客观的计分系统、解释系统、良好的常模以及值得信服的信度、效度和项目分析数据。笔试试题的形式主要有七种：选择题、是非题、匹配题、填空题、简答题、回答题、小论文。如我国的高考，目前仍主要采取纸笔考试形式。

标准化纸笔考试的优点：一是方便，这种考试很容易实施，可以在很短的时间内学会如何操作测验的施测过程；二是经济，通常可以团体施测，节约大量的精力和时间，在较短的时间内获得被试者的大量信息；三是客观，往往有标准化的实施说明、计分系统和解释系统。

标准化纸笔类考试的缺点：一是受测验的形式所制约，无法对被试者实际的行为表现进行测量，如言语表达和操作能力等；二是纸笔测验的实施较为程式化，只能收集到测验中所考察的信息，而对于测验外的信息一无所知；三是纸笔形式测验中有标准答案的测验如能力测验，并不能完全避免考试技巧和猜测因素的影响。

2. 计算机化模拟考试

计算机化模拟考试（即人机对话）是借助计算机及网络技术对考试进行实施、管理的一种测试形式，它可以根据考试设计的需求，有针对性地进行命题、组卷，并完成试题呈现、接受答案、计分、数据分析以及结果解释等一系列环节。简单地说，在纸笔考试中，被试者需要阅读纸质试卷，而后在答题卡上填涂答案；而在人机对话考试中，被试者在计算机屏幕上阅读试题，并通过鼠标和键盘操作完成作答。

计算机化模拟考试采用计算机这一现代化工具，使某些传统考试方法无法完全表达的试题形式，通过计算机对声音、图像、图形、文字等信息的处理，用视觉和听觉的结合、文字和画面的结合，借助各种实例和生动的画面，营造一个接近工作实际的环境，让被试者在计算机上边观察边回答问题。如在全国卫生专业技术资格考试中，人机对话考试的案例题提供给考生在实际工作中的情境，提出具体任务由考生选择选项，并且回答一个环节的问题后不可回退，能较全面、真实地反映出被试者解决实际问题的能力和水平。计算机化模拟考试可在被试者进行考试期间及时得到考试的成绩和反馈信息，省略了繁杂的评卷工作，节约了大量的时间和费用。同时计算机化模拟考试不仅考核被试者应用知识的能力，也检验了被试者运用现代化工具的能力。如计算机模拟病例考试（CCX）、虚拟患者（VP）等。

计算机模拟考试是近些年出现的新型考试，具有明显优势，发展前景广阔。

3. 基于操作实践的考试

实践技能考试重点考查被试者的动手操作能力和综合运用所学知识分析、解决问题的能力，如注册建筑师的建筑方案设计（作图）考试部分、执业医师资格考试的实践技能考试部分等。

以执业医师资格考试的实践技能考试部分为例，考试采用多站测试的方式，被试者依次通过考站接受实践技能的测试。考察内容包括职业素质、病史采集、病例分析、体格检查、基本操作和辅助检查六部分。只有通过了医师实践技能考试，才有机会参加医师资格考试的医学综合笔试。

4. 基于工作情境的综合类考试

基于工作情境的综合类考试主要包括工作情境模拟、面试、调查等。

工作情境模拟就是通过设置工作中的各种典型情境，让应试者在特定的情境中扮演一定的角色，完成一定的任务，从多方面考察其实际工作能力。这样的典型情境通常情况是模拟工作情境中的一系列人际关系和工作问题。考官根据被试者的言语和行为表现，对其相关能力和胜任特征做出相应的评价。如公文筐测验，是让被试者在所安排的假想的情境中扮演某种管理者的角色，对事先设计的一系列文件进行处理，进而针对被试者处理公文的方式、方法、结果等进行评价。公文筐测验一般用于对高级管理者的评价。

面试是考官针对与考试目的有关的各种问题与被试者进行面对面的交谈，收集有关信息从而达到了解、评价被试者的目的。面试按其形式的不同可以分为结构化面试、半结构化面试和非结构化面试。结构化面试往往有事先确定的提问提纲，列出需要了解的各方面问题，而且这些问题通常还可能有一定的内在逻辑结构。非结构化面试则没有固定的面谈程序，面谈者提问的内容和顺序都取决于面谈者的兴趣和被试者现场的应答情况。半结构化面试即以上二者的结合。

调查法是指就被试者的某些意愿、态度、观点或感受等认知性或情感性心理状态或行为倾向，进行一定范围的信息搜集，并就相应状态或倾向的特性、程度、广泛性等作出分析评价。如公务员考试的政审、企事业单位的考察等。

任何一类考试都有着自己独特的优势和劣势，合理的评价应是根据目标要求综合应用相关类型考试的组合。

二、几类考试的典型应用

目前考试的种类繁多，在此简单介绍几类考试的代表性项目和基本的考试设计方案。与国内医学教育、测评相关的考试项目见第二章，有关专业名词的说明和解释见本章后各节。

（一）教育考试的典型应用：新汉语水平考试（HSK）

新 HSK（hàn yǔ shuǐ píng kǎo shì）是目前比较有代表性的教育考试，由中国国家汉语国际推广领导小组办公室（简称“国家汉办”）组织中外汉语教学、语言学、心理学和教育测量学等领域的专家，吸收原有 HSK 的优点，借鉴近年来国际语言测试研究最新成果后推出。它是为测试母语非汉语者（包括外国人、华侨和中国少数民族考生）在生活、学习和工作中运用汉语进行交际的能力而设立的国家级标准化考试。新 HSK 分笔试和口试两部分，两者相互独立。笔试包括 HSK（一级）、HSK（二级）、HSK（三级）、HSK（四级）、HSK（五级）和 HSK（六级）；口试包括 HSK（初级）、HSK（中级）和 HSK（高级），采用录音形式。新 HSK 遵循“考教结合”的原则，考试设计与目前国际汉语教学现状、使用教材紧密结合，目的是“以考促教、以考促学”。新 HSK 采用标准分计分系统，可以对考试的各维度分数做适度微调，使其计分更加科学。一级的分数有的是由考点评分直接公布分数，因而只对新 HSK 二～六级考试进行标准化计分。它关注评价的客观、准确，更重视发展考生汉语应用能力，制定了明确的考试目标，便于考生有计划、有成效地提高汉语应用能力，其成绩可以满足多元需求。新 HSK 考试每年定期在中国国内和海外举办，考试结束 3 周内，考生将获得由国家汉办颁发的新 HSK 成绩报告。

（二）计算机化考试的典型应用：国外工商管理硕士 MBA 入学考试（GMAT）

GMAT（Graduate Management Admission Test）采取计算机化自适应考试形式。它是由美国商学院研究所入学考试委员会委托新泽西州普林斯顿的教育测试中心（ETS）举办，在中国的主办单位是中国国外考试协调处（CIECB）。

GMAT是一种标准化考试，被广泛地用做工商管理硕士的入学考试，可靠地测试考生是否具备顺利完成工商管理硕士项目学习的能力，专门帮助各商学院或工商管理硕士项目评估申请人是否具备在工商管理方面继续深造学习的资格。作为自适应性考试，考试从多选题部分开始，考题在考生开始考试时才被挑选出来。当考生每答完一道考题，该考题会被立即评判。电脑将根据考生完成的试题结果来决定接下来的考题内容。每个考生的考题内容都将会不同，且必须答完每一道考题方可进入下一题。考试不能回查。GMAT考试主要考查学生的耐性与精神集中；语法、数学、推理、立论的基本知识；猜测、把握时间和在一定压力下作决定的能力；解决问题的能力。它是首先计算出基本分，再将基本分转化为标准分。GMAT是全球化考试的代表项目，考生可在全球参加考试，不同的试卷在标准卷的基础上完成等值转换，并提供标准分和分数解释。

（三）教育考试、计算机化模拟考试、实践技能考试的典型应用：美国医学执照考试（USMLE）

USMLE（United States Medical Licensing Examination）是美国的一种资格考试。通过USMLE的考试，可以获得在美国行医的执照，国际上其他一些医学组织也承认此项考试。一般只有医学院校的学生或者毕业生，得到美国医学组织的批准，才有资格参加该考试。

USMLE考试分成三步：STEP 1、STEP 2（CK临床知识，CS临床技能）和STEP 3。除美国本土可以提供STEP 2CS、STEP 3的考试以外，全球的PTC（Prometric Technology Center）只提供STEP 1和STEP 2CK考试。目前中国的北京、上海、广州三个城市可以提供此项考试服务。STEP 1考试在医学院二年级毕业时进行，STEP 2CK 和 CS 考试在医学院毕业时进行。STEP 1 和 STEP 2CK 考试采取传统的计算机化多选题考试，STEP 2CS 部分考试采用以标准化病人（SP）为基础的 OSCE 考试，考试分 12 站，在美国本土的 5 个 CS 测试中心进行。STEP 3 包括传统的多选题考试和计算机化模拟病例考试(CCS®)。各部分合格标准独立制定，合格线综合了等值结果和卫生人力资源需求，基本相当于全部考题满分的60% ~70%。STEP 3 一般要进行两天，测试考生的实际工作能力，包括搜集病史、体格检查、诊断、治疗措施，以及各州的医疗法令和法规等。

各类考试的设计均应遵循着教育测量学的基本知识和理论原则。以下章节将会分别介绍教育测量学的一些核心概念和原则。

（戴　敏　刘智英　张学高　谢小庆　徐　静）

第三节　现代测量理论概述

在人才评价工作中，要针对不同类型的考试、具体的测评对象，将不同的测量理论的优势结合起来，指导考试与评价工作，提高测评质量。一般将测量理论分为经典测量理论、概化理论和项目反应理论三种理论模型。

一、经典测量理论

经典测量理论（classical test theory，CTT）是以真分数理论为核心理论假设的测量理论及其方法体系。真分数理论的主要假设有：测验的观测分数值由两部分构成，被试者的真分数和误差分数（即 $X = T + E$，其中 X 为观测分数，T 为真分数，E 为误差分数)。真分数是指对同一个被试者反复施测所得观测分数的期望值。一般来说，被试者的真分数在反复的施测中是恒定不变的，而误差分数是随机的。在上述基本假设的基础上，真分数理论作出了如下两个重要推论：第一，真分数等于观测分数的平均数［T = E（X）］；第二，观测分数的方差等于真分数的方差与误差分数的方差之和。

经典测量理论在真分数理论的基础上，提出了关于项目分析、信度系数估计、效度、常模、标准化等基本概念。此外，真分数理论在测验等值方面也有重要的应用，主要有等百分位等值和线性等值两种方法。目前，经典测量理论仍然被广泛应用于试卷和试题评价过程，许多观点和方法在现代测量模型中得到了继承和发展。

二、概化理论

概化理论（generalizability theory，G 理论），沿用了经典测量理论中关于真分数和误差的划分，将经典测量理论的应用范围进一步扩展和延伸，主要侧重于解决测量误差。概化理论将测量的总方差分解为代表目标测量的方差成分和构成误差的种种方差成分。

概化理论的主要突破即提出测量情境的概念，真分数随着具体的测量情境变化。测量情境是由测量目标和测量侧面构成的，测量目标是指测验中所要描述的特征，不仅仅是测验者的某种潜在特质，也可以是测验题目和测验者的特性。测量侧面（facets of measurement）是指构成测量条件与具体情境关系的因素，又分为随机侧面和固定侧面。

概化理论是用方差分析的方法来全面估计出各种方差成分的相对大小，并可直接比较其大小。在概化理论中，估出各方差成分相对大小的过程，称作 G－研究阶段。在 G－研究的基础上，通过考察不同测验设计条件下（如固定侧面或增加侧面水平），信度系数的变化状况，从而得到控制误差的最佳方法，这一阶段称作 D – 研究阶段。

概化理论在研究测量误差方面有更大的优越性，它能针对不同测量情境估计测量误差的多种来源，为提高测验质量提供科学的依据。目前，概化理论主要应用于面试、考核等主观性测评中。

三、项目反应理论

经典测量理论和概化理论是建立在随机抽样的基础之上，所以其参数估计以及相关的理论都依赖于样本，而项目反应理论（item response theory，IRT）则是在克服传统测量理论的不足之中发展起来的一种现代测量理论。

项目反应理论研究是以潜在特质为假设并从项目特征曲线开始。项目特征曲线就是用能稳定反映被试水平的特质量表分代替被试卷面总分作为回归曲线的自变量，并把求得的被试在试题上正确作答概率对特质分数的回归曲线称为项目特征曲线（item characteristic curve，ICC）。根据项目特征曲线的形态，得到特征曲线的解析式，即项目反应函数。根据项目反应函数所描述的被试及项目的特性，可以将其分为三参数模型、双参数模型、单参数模型（Rasch 模型）。

项目反应理论深入测验的内部特征，如果项目参数已知，可以得到独立于测验项目样本的特质水平测量，即被试能力估计不依赖于测验项目；在计算项目特征曲线的各种参数时，由于回归线的形状、位置都不依赖于被试的分布，所以其参数（难度、区分度和猜测参数）都是不变的；此外，项目反应理论的被试能力水平与项目难度参数是定义在同一个量表上的，可以在题库中选出难度与被试能力相当的项目进行测试，使得能力估计更为精确。

利用项目反应理论的优势，可以实现开发优质题库，按测量目标编制测验，实施测验等值，标准设定等功能。随着计算机的广泛应用和统计测量理论的发展，项目反应理论将逐步扩大其在现代人才测评中的应用范围。

以上三个测量理论各有特点，CTT 简单易实施，已为广大考试机构广泛接受，并将在较长时间被应用。GT 和 IRT 克服了 CTT 的某些缺陷，具有一定的先进性，尤其是建立在 IRT 基础上的计算机自适应性考试（CAT），是未来的发展趋势。

（马　媛　张　滢　张学高　谢小庆　徐　静）

第四节　认知目标分类

一、布卢姆认知目标分类

教育目标分类学是把各门学科的教育（教学）目标按照统一标准分类使之规范化、系列化的理论。它旨在为目标和评价的科学设计提供技术性指导。

1956 年，美国芝加哥大学教授布卢姆（B. S. Bloom）等人正式出版了《教育目标分类学，第一分册：认知领域》一书，成为教育目标分类学研究领域的标志性研究成果，并对教育学、心理学及教育实践产生了巨大影响。

随着实践应用中各种问题的不断产生以及相应学科的创新和发展，布卢姆认知目标分类的修订工作一直没有停止过。其中，最正规的修订是由当代著名的课程理论与教育研究专家安德森（L. W. Anderson）和曾与布卢姆合作研制教育目标分类学的克拉斯沃（D. R. Krathwohl）等人所组成的专业团队于2001年出版的《面向学习、教学和评价的分类学——布卢姆教育目标分类学的修订》一书，即教育目标2001版分类体系。

与布卢姆原来的一个维度分类（知识、领会、应用、分析、综合和评价）不同，新的分类学将教育目标分为“知识”和“认知过程”两个维度（表1-1）。

表1-1 布卢姆认知目标分类学2001版教育目标分类

知识维度	认知过程维度					
	1. 记忆	2. 理解	3. 应用	4. 分析	5. 评价	6. 创造
A. 事实性知识						
B. 概念性知识						
C. 程序性知识						
D. 元认知知识						

知识维度主要协助教育者来区分教的内容，认知过程维度主要协助教育者明确促进被教育者掌握和应用知识的阶段历程。知识维度专指学习时涉及的相关内容，包括了从具体到抽象四个类别：事实性知识、概念性知识、程序性知识和元认知知识。认知过程维度涉及学习时要掌握的学业行为表现，依据认知复杂程度由低到高，分为六个类别：记忆、理解、应用、分析、评价和创造。以这两个维度为主线，形成一个二维矩阵，矩阵内每一个具体结合就是教育目标指导实践的用武之地，即2001版分类体系的框架旨在帮助教师教学、学习者学习、评价者评价。

二、布卢姆认知目标分类在我国医学考试中的应用

我国卫生事业的发展需要多层次的卫生人才，不同层次的卫

生人才应具有不同的培养目标。教育目标分类在医学考试中的应用随着培养目标和考试目的的不同而不同，教育目标评价的领域、层次不同，选择的考试方法也要有差异。合理运用教育目标分类的基本原则有利于提高考试本身的内容效度和信度。

一般说来，知识的记忆和理解多侧重于测量知识结构，而理解、应用等更高层次以及实践技能领域的几个层次则侧重于评价学业成绩的能力结构和科学的思维方法。考试是检验被试者是否达到认知标准的手段，而认知目标分类为考试提供了一种统一的评判标准。目前国内卫生行业多数考试均采用布卢姆认知目标分类。

（一）研究生入学医学考试（中医综合）

中医综合考试主要在三个层次上测试考生对中医药学基本理论知识掌握的程度和运用能力。三个层次的基本要求分别如下。

1. 熟悉记忆

根据试题，要求考生联想所熟悉、记忆的有关中医药学基础理论、诊法辨证、常用药物和方剂的效用特点、配伍运用，以及临床常见病证的辨证论治规律等知识，运用科学、明晰的中医学术语，准确地表述其概念和基本原理。

2. 分析判断

运用中医药学的基本理论和方法，分析、解释疾病发生、发展及诊治的机制，并对不同的药物、方剂和病证进行鉴别与判断。

3. 综合运用

通过对所学中医药学基本理论和方法的综合运用，能阐释有关的理论问题，并对临床常见疾病进行正确的辨证诊断、立法、处方用药及调护。

（二）医师资格考试

医师资格考试的性质是行业准入考试，是评价申请医师资格者是否具备从事医师工作所必需的专业知识与技能的考试。根据该考试特点，将认知程度分为：记忆、解释、简单应用和综合应用。

（三）护士执业资格考试

护士执业资格考试是评价申请护士执业资格者是否具备执业所必需的护理专业知识与工作能力的准入性考试。目前其认知程度主要分为理解和应用（简单应用和综合应用）。

（四）卫生专业技术资格考试

1977 年 WHO 出版的《卫生人员医学教育手册》中推荐将认知领域简化为记忆、解释和问题解决。结合我国的国情和医学的特点，目前我们在卫生专业技术资格考试中，将认知程度细分为记忆、理解、应用（简单应用和综合应用）。

1. 记忆

是认知领域的最初级行为，主要是对特定的事实、概念、原理、过程、方法等知识的回忆。可用在 A 型题、B 型题、X 型题。

2. 理解

对多方面的事实进行综合和解释，并得出一个结论。即应用概念、原理或方法论述新现象或情况的过程。X 型题常见。

3. 应用

应用理解的知识，解释现象、综合信息，然后作出判断并决定下一步的措施，即独立对新的情况提出解决办法。多见于案例分析题和 A3 、A4 型题。

在临床诊疗过程中，需要用学过的知识来解释患者的病情，根据临床表现和实验室检查作出诊断，然后再提出治疗方法，因此思维过程经过“回忆”、“解释”这两个较初级环节才能达到较高级的“应用”这个认知层次，问题才能解决。

卫生专业技术资格考试中，初中级考试侧重于考查被试者的记忆、理解和简单应用能力，高级侧重于考查被试者对知识的综合应用和创新能力。

（吴满红　张　莉）

第五节　考试分数制度与等值

考试的目的之一在于帮助包括应考者自己在内的有关人员对应考者的水平做出较客观公正的评价。考试的结果以考试分数来体现，考试分数应该有助于这一目的的实现。某医学毕业生的成绩报告单中写着：生理85。仅仅根据这一分数，很难对该考生的生理知识掌握水平做出符合实际的评价，因为由于试卷难度和总分不同，85分既可能是高分，也可能是低分。因此每一项考试要有科学的分数制度来帮助分数的使用者对考生的能力作出合理的判断。设立评价的参照系、科学的测验等值、分数合成、合格分数线划定、分数解释与报告等是合理分数制度的重要保障，在近年评价项目的分数处理中越来越凸显出其重要性。考虑到测验等值的重要性及过程的复杂性，且近年来关于测验等值的理论与研究较深入，所以将其单独详细介绍。

一、分数制度

（一）设立评价的参照系

评价的参照系即参照分数或者标准，可以是某项考试的所有应试者的平均分，或者某个代表性样本的平均分，或者某分数在所有应试者分数中的位置等，达到根据此参照分数可以做出如下判断：该应考者的水平高低？所得分数意味着该应考者具有什么样的特征？参照系的确定要根据考试性质确定标准，卫生专业技术资格考试为水平考试，因此参照系的设立可以参考具备所要求水平应试者的分数。

（二）分数合成

分数合成作为人才评价中至关重要的一个环节，对评价的有效性有着重要的影响。然而在当前的人才测评实践中，人们常重视评价内容、评价程序、评价工具的有效性等指标却忽略了对测评结果进行分数合成。事实上，分数合成也是人才评价中重要的一环，同样需要认真对待与科学掌握。

分数合成，指对不同类型、不同来源的评价信息进行整合，从而形成对应试者整体的评价。例如，当对某医生的专业知识采用笔试、面试、实际操作等多种测评方式时，就会形成对应试者专业理论、沟通能力、动手能力等方面特征的分数。如何将这些分数进行合成，形成对应试者整体的描述或者结论，是评价中经常面临的情况。可以将各种分数直接相加，可以对不同的测评分数加以权重，也可以对不同的考核分数分别划线筛选，具体采用哪种方法要视具体考核目的而定。

分数合成的基本原则是同质性原则、加权性原则及经济性原则，分数的合成方法一般有客观方法和主观方法，客观方法包括直接相加、单位加权、回归分析、多重分段等方法。不管采取何种方法，对于分数合成这一环节来说，有效性首先体现在同质性的分数前提下，其次是要根据评价目标选择相应的评价要素，进行权重分配或者权衡考虑，合成后的分数才有意义，才能够帮助组织将所需要的人员特征和人员准确地挑选出来，从而最终保证人才评价的有效性。

（三）及格线设定

及格线（cut－off score 或 cut score）又称标准设定（standard setting），职业领域的证书、执照、资格考试，如医生、护士、律师、建筑师、会计、电工等许多职业资格考试和执照考试都需要设定合理的及格分数线，以保护病人、顾客、住户和用户们的利益。及格线还能为测验的使用者提供更丰富的分数解释信息，帮助他们做出更明智的人事决策。

关于及格线设定的研究已经长达几十年，设定方法已经多达几十种。这些方法大致可以分为两类，一类是基于实证研究数据的方法，一类是基于专家经验判断的方法。无论哪种方法，及格线设定都需要有两个要素：第一是试卷，及格线是针对一份特定的试卷而言；第二是专家经验，及格线设定的离不开专家的经验。

及格线可以根据收集的实证数据来确定。例如，根据某特征人群（刚好具备某个级别专业技能水平）在医师资格的准入或者职称晋升考试中的表现来确定该项专业技能考试的合格线。当然在以实证数据确定及格线的过程中，也离不开专家的判断，需要专家做出“哪些人具备了某个级别的专业技能水平”的判断。

在及格线的设定中，我们可能犯两种错误。一种是标准过高，导致“错拒”；一种是标准过低，导致“误取”。任何一种错误几率的降低都会增加另一种错误几率的提高。对于分数临近及格线的考生，出现错误决策的可能性是较大的。那些刚刚在分数线以上的考生和那些刚刚在分数线以下的考生之间可能仅仅有一、二分之差，很难说他们之间存在实质的差别。

目前，国内外考试机构在及格线设定中使用最广泛的方法，是长期工作于 ETS 的心理测量学家安哥夫（W. H. Angoff）于 1971 年提出的方法及其改进方式。30 年来，安哥夫本人和其他研究者对这一方法进行了许多改进。安哥夫方法要求专家们首先在心中形成一个假想的最低能力组，之后对考试的每一道题目进行评估，估计最低能力组可以正确回答这道题的概率。经过统计汇总，每一道试题的概率最后的总和就是该试卷的及格线。目前，在国内的医学考试中，执业医师考试已使用安哥夫方法划定合格线，而卫生专业技术资格考试根据国内的各项专业技术资格考试（职称考试）基本仍采用传统 60 分作为合格标准的惯例，仍然采用 60 分作为合格标准，但随着考试科学的发展，职称考试的合格线划定方法也将会进行改革。

（四）分数解释与报告

施测之后，将受测者的反应与答案作比较即可得到每个人在测验上的分数。这种直接从测验上得到的分数叫做原始分数。原始分数本身涵盖的信息有限。譬如，某位学生成绩单上写着数学 85 分、语文 80 分，由此并不能看出他成绩的好坏，也不能看出他哪一门学得更好。为了使原始分数有意义，同时为了使不同的原始分数可作比较，必须把它们转换成具有一定的参照点和单位的测验量表上的数值。通过统计方法由原始分数转化到量表上的分数叫做导出分数。有了导出分数，才可以对测验结果做出有意义的解释。根据解释分数时的参照标准不同，可以将导出分数分为常模参照分数与标准参照分数两大类。

1. 常模参照分数

常模参照分数是把受试者的成绩与具有某种共同特征的人所组成的有关团体作比较，即根据一个人在常模团体内的相对位置来报告他的成绩。制定常模需要三步：确定有关的常模团体；获得该团体成员的测验分数；把原始分数转化为量表，该量表能把个人分数表示成在团体内的相对位置。专业技能测验常用的常模参照分数有以下两种。

（1）百分等级　一个分数的百分等级可定义为在常模团体中低于该分数的人数百分比。等级越低，个体所处的地位越差。

（2）标准分数　标准分数是将原始分数与平均数的差距以标准差为单位表示出来的量表。标准分数分为两类：线性转换的标准分数和常态化的标准分数。线性转换的标准分数，是将某人的原始分数减去常模团体的平均分，其差数再除以标准差即得。常态化的标准分数，先把原始分数转化为百分等级，然后从正态曲线面积表中查得对应的标准分数。根据正态曲线面积表得到的标准分数是个理论值，它与线性转换得到的标准分数有区别。原始分数越接近正态，常态化标准分数与线性导出分数就越接近。

常模参照对分数的报告可以解释该应试者与其他应试者的比较情况，但并不能说明该考生具备了什么样的专业技能或者心理特质。

2．标准参照分数

标准是对测验所包括的内容熟悉或掌握的程度，将应试者分数与此种标准比较可以知道一个人知道什么和能做什么。例如，某应试者参加卫生专业技术资格考试外科学中级专业的考试，成绩为65分，60分为合格标准，如该考试是有效的，从考试结果可以得出该考生具备了外科学中级职称应具备的专业技能，但并不能看出该考生与其他考生能力的对比情况。

常模参照考试与标准参照考试是依据考试的分数解释而做出的分类，一项考试对分数可以同时作出常模与标准的解释，并且经过一定次数的测试后，两种解释会有较强的数值上的关联，同时应用能使分数为使用者提供更多的信息。不管是基于哪种类型的分数解释，还需要分数等值来实现不同次测验间分数差别的解释，因此分数等值是必不可少的。

二、分数等值

1. 等值的概念和意义

在教育测量和人才评价的实际工作中，不能简单地将两次相同科目的考试成绩直接进行比较，因为考试内容、难度、考试对象和考试环境均不相同，需要先做分数的对应转换，即一个测验上的得分相当于另一个测验的多少分。比如今年研究生入学考试眼科学的62分，应该相当于去年眼科学专业考试的58分还是67分呢？测验等值就能解决这一问题，考试分数在经过表现数值的转换后能够直接可比。

等值的假设前提是不同测验之间的难度有较大差别，要避免因这种差别对考生水平判断的影响，必须通过等值转换来验证。将不同测验上的分数（特质水平值）和项目（试题）参数作出单位系统转换，从而使之能相互比较的过程，称为测验等值。它包括被试得分的等值和项目参数的等值两个方面。

测验等值对考试工作的意义在于，它是考试不断追求科学化的重要手段，它能将不同次考试的测验成绩和试题参数纳入统一量表中，使之具有可比性和公平性。测验等值能合理使用同一心理特质的不同测验或同一测验在不同形式上的分数，是科学地建设题库和编制测验的必要条件，只有题库的试题项目参数（难度、区分度等）都能表达在同一量尺上，才能合理生成指定性能的试卷，从而保证考试的公正、公平与科学性。

2. 等值关系

测验等值的目的即是求得不同测验之间分数和项目参数的转换关系。其中，经典真分数理论只能对被试分数进行等值，而项目反应理论因其以试题参数不变为前提，是一种估算稳定项目参数的理论，因此对分数和项目参数都能实现等值转换。等值主要有两种转换关系：一种是线性转换关系，如 $Y = AX + B$；另一种是非线性转换关系，如两测验分数之间的等百分位等值关系。

3. 测验等值的条件

不是任何两次测验之间都能进行等值，需要满足一定的条件。这里不多做赘述，只为读者提供一些测验等值的基本思路。

（1）测验对象应具有同一性。即测验必须测察的是同一心理特质，如神经内科学专业考试的成绩不能等值转换为骨外科学专业考试的成绩。

（2）不同测验间等信度。只有当测量同一特质的两次测验的信度即可靠性相同或相近时才能进行等值。

（3）等值转换关系应该是公平的。即在进行等值的两个测验之间指定任意一个来当作基准测验均应无差别，都能让被试很好地发挥出实际水平而不会产生偏差。

（4）测验等值转换关系对总体来说应该是唯一的。即两个测验的等值关系应该是普遍适用于所有场合的，而不应该被收集资料的操作办法、实施测验的具体情况或被试组的性质所影响。

（5）测验等值的转换关系应可逆。即测验 X 和测验 Y 的等值转换关系如果已经求得，从 X 转换到 Y 的关系就应该等于从 Y 转换到 X 的逆关系。

（6）如果能满足以上五个条件，等值转换关系还应该是可以递推的。即如果测验 X 和 Y 间的等值关系为 $Y = AX + B$，测验 Z 和 X 间的等值关系为 $X = A'Z + B'$，就必定有测验 Z 和 Y 间的关系 $Y = AX + B = A(A'Z + B') + B = AA'Z + (AB' + B)$。如此一来，有利于统一使用多个测验上的分数，并且便于题库建设中的多测验的等值设计。

4. 测验等值的工作步骤

（1）等值设计，即等值资料收集设计。要求得两个测验之间的转换关系，需要从测验项目或被试对象中找到共同因素，才能将拟予等值的测验联系起来。等值资料的收集设计，就要考虑共同项目组或共同被试组设置及其两者结合方式的问题，是测验等值的关键环节。

（2）实施等值设计方案，具体施测测验，收集实测的相关数据资料。

（3）对实测资料做统计分析，求出等值转换关系。

（4）评价求得的等值转换关系和整体等值工作，确保等值工作的正确性和有效性，求出等值误差。

5. 等值设计方法

测验等值设计是测验等值工作过程的关键，主要有共同题等值、共同组等值、多要求相结合的设计和项目反应理论的测验等值设计四种。

（1）共同题等值　是从施测于标准样组的标准卷（经测试合格的试卷）中抽取若干试题，作为铆题放在新试卷中，通过这些共同题来建立新卷与标准卷之间的等值关系。许多大规模考试中采用的就是这种等值方法，然而在实施过程中发现，共同题因为暴露频繁，被大量使用到考前培训或复习资料中，破坏了这些共同题作为等值转换的作用，使等值失去了客观性和公平性。

（2）共同组等值　是组织同一批考生在比较短的时间间隔内，参加两次考试，其中一次使用标准卷，一次使用新试卷，在两个试卷间建立等值关系。虽然相对于共同题等值，共同组等值的效果更加理想，但是可操作性较差，会带来成本、安全和公平性等因素的影响，难以成为常规的等值方式。

（3）多要求相结合的设计方法　如部分组块预先等值设计。有时在考试实践中，并不能一次完成两个完整测验的等值工作，而是将应该予以等值的一个测验完整施测，另一个则只测试其中的部分项目，这部分项目即为该测验的组块。这种预先组块的等值设计方法可以避免试题的一次完全曝光，且一次考试题量没有过多，操作性更强。

（4）项目反应理论的测验等值设计　该设计方法不用一定要求被试组是总体的代表性样组，也不用要求被试组之间满足等组（即将两个被试组匹配成被试水平分布相等的组以控制被试误差）的条件。其资料收集设计一般采用铆测验设计的方式，即把起连接作用的共同因素由被试改为了测验的试题，也就是在拟予等值的测验中都加上一个共同试题组。

对大部分考试来说，等值工作是必要的，尤其对同一考试项目不同次考试间实际难度差距较大，等值必不可少，有着巨大的积极作用。但是如果实际难度差别很小，等值的意义就十分有限。因此，我们对等值工作的认识和定位很重要。作为一种统计手段，等值工作应该尽量避免不准确、不公平，但无需也无法精益求精，因为它在实际工作中反而可能引入了更多的误差。

（刘清伟　徐　魏　谢小庆　徐　静）

第六节　考试质量评价

考试质量评价是以特定的考试作为评价对象，评价其是否实现了考试主体实施该考试的目的，以及该考试是否合乎考试规律，一般都更加关注考试本质内容方面，即主要针对考试试卷，对试题的质量、属性、测试功能做出价值判断，以及对考生水平进行分析评价。进行考试质量评价的目的在于“以评促考”，强化考试的功能，提高考试质量，促进考试的科学化、规范化进程。考试质量分析围绕总体成绩、试卷质量、试题质量，利用不同的定性和定量指标，反映考试的安全性、可靠性、有效性和公平性。

一、考试质量评价的必要性

1. 考试质量评价是提高考试测评效果的需要

考试是对人的知识、智力、能力、个性和品德的测定，其功能主要体现在能够评价、鉴定应试者在某方面的知识和能力达到的水平和标准。考试测评的准确可靠基于试题、试卷的质量保证和考试组织实施的保障，构建一套完善的考试质量评价体系，通过实施考试质量评价，总结发现考试中可能存在的问题，从而不断提高试题、试卷质量，完善考试的组织实施，提高考试的信度、效度，进一步推动考试向科学化、规范化方向发展。

2. 考试质量评价是完善考试管理体制的需要

大规模考试面临着日益严峻的考务管理形势，近年来，各类泄题、集体作弊现象频发，有效进行考试质量评价有利于发现雷同卷、考务管理漏洞，促进考风考纪建设，完善考务体制。

3. 考试质量评价是充分发挥考试导向作用的需要

人们常说考试是一根“指挥棒”，考试的要求指向那里，应试者就会向哪里去努力，以期达到考试的要求，取得优异的考试成绩。因此必须建立健全考试质量评价体系，全面分析试题、试卷、被试及其之间的关系，准确解释考试成绩，从而不断提高考试质量，使其在相应领域内有效地促进学习，切实地起到正确的引导、准确的判断等作用。

二、考试质量评价的前提条件

1. 科学合理的考试设计

（1）考核评价的知识体系标准　明确被试需要掌握的核心知识体系，以及以此为载体的能力、素质、学科思维方式和观念等。以此为依据，考试命题可以突出人才培养目标，将知识、能力、素质的具体要求体现在试卷内容中。考试质量评价必须严格按照预先设定的考核评价的知识体系标准进行。

（2）考核评价的合格标准　不同的考试方式（标准、常模），不同的考试需求具有不同的考试合格标准，考试质量的评价不能脱离考试方式、合格标准而进行，必须依赖明确的考试性质、合格标准进行相关数据的统计和分析，给出科学合理的评价。

基于以上两项标准，必须建立规范的考试质量评价标准。

2. 真实完整的数据

考试的质量评价势必需要大量的数据作为统计分析的支持，这就需要在考试确立后即形成初步的考试质量评价体系，明确需要进行的统计分析的参数、指标和模式，由此确定相应的数据信息源，在考试报名时就进行相应的数据收集和整理。这种数据的收集和整理是贯穿于整个考试过程中的，并且对于考试质量评价体系和数据的需求是需要不断完善的。

3. 科学可行的测量方法和工具

考试质量评价可采取定量评估和定性评估相结合的方法进行。定量评估按测量学和统计学的要求，通过数量分析做出评估；定性评估依靠有经验的专家对试卷进行鉴定、比较做出评估。错误的使用测量方法或工具，不仅不能够将考试数据有机、真实、完整地呈现，甚至会误导考试管理者作出错误的判断。因此，做好考试质量评价需要依赖公认的科学、可行的测量方法和工具。

三、考试质量评价的主要指标与方法

考试质量评价主要体现在对考试试题的评价和对考生水平的评价，根据反馈目标的不同，从微观到宏观，可将考试质量评价划分为三个方面，即试题质量评价、试卷质量评价及考试总体成绩分析。考试成绩是否真实地反映了应试者的水平和能力，考题设计是否科学合理，可通过对考试成绩总体质量的分析来判断，一般可从以下三个方面进行分析和评价。

（一）总体成绩分析

1. 试题覆盖率

考试成绩的总体质量指标与试题覆盖率有密切关系，试题覆盖率越大，指标性能越好，反之越差。测试试题应能够覆盖测试目标范畴，同时又能体现测试的重点。以卫生专业技术资格考试为例，考试范畴以全国统一的考试大纲为准，考试大纲则是依据被试的岗位要求确定，而考试试卷的内容构成就是依据考试大纲，并区分熟练掌握、掌握、了解等不同要求层次，确定知识点组成比例，从而有效的保证了测试试题全面而且有重点的覆盖测试内容。

2. 试题的数量

考试质量除了与试题质量有关外，与试题数量的多少也有密切的关系。如果试卷题量过少，则试题取样的总体代表性就差，不能全面的测试被试的目标特质；而题量过多，则增加考生在限定时间内的负担，可能造成疲劳，由此都会降低考试的信度和效度。因此，评价考试的质量，还要检查试题的数量与所规定的考试时间是否适应。可通过比较不同长度考试的信度系数，确定适宜的试题数量。

3. 考试成绩的分布

分析考试成绩的分布特征，进而判断是否存在不正常的成绩分布及其产生的原因。描述成绩分布特征的指标比较多，主要分为三类：反映集中趋势的集中量数，如平均数、中数、众数；反映离散趋势的差异量数，如全距、标准差、四分位数；反映总体分布形态的形态量数，如偏度、峰度。普遍采用的主要是以下三项。

（1）平均分　平均分是描述考试成绩集中趋势的指标，可定义为同一测试中，被试分数之和除以分数的个数。一般用 $\overline{X}$ 来表示平均分：

$$\overline{X} = \frac{\sum X}{n}$$

X 代表某一测试中被试的得分，n 代表样本量，即分数的个数。

平均分是最常用的集中趋势统计指标，它具有代表性强、容易计算和易于理解的特点，但在使用中需注意平均分极易受数据中极端数值的影响，从而损害其代表性。平均分较高，说明试卷较易或被试水平较高，反之，平均分较低，则说明试卷较难或被试水平较低。一项测试的平均分以多少为宜，并无明确定论。

（2）标准差　标准差是描述考试成绩差异程度或离散趋势的指标，指示的是所有被试分数与平均分的平均距离。一般用 s 来表示标准差：

$$s = \sqrt{\frac{\sum (X - \bar{x})^2}{n - 1}}$$

X 代表某一测试中被试的得分，n 代表样本量，即分数的个数。

标准差是最为常用、最重要的差异量数，它能精确地描述分数分布的离散程度，但要注意标准差同样易受数据中极端数值的影响。标准差越大，说明数据越分散，表明被试的水平差异越大，反之，标准差越小，说明数据的变化较小。一项测试的标准差以多少为宜，是偏大好，还是偏小好，是不能一概而论的。

（3）正态性检验　正态性检验是描述考试成绩总体分布形态的描述性统计量，一般采用偏度和峰度。偏度描述分数分布的对称性：

$$s = \frac{\sum (X - \bar{X})^3 / N}{[\sum (X - \bar{X})^2 / N]^{3/2}}$$

如果偏度为0，则数据呈对称分布；如果偏度大于0，则数据呈正偏态分布；如果偏度小于0，则数据呈负偏态分布。峰度描述分数围绕平均分分布的紧密程度，

$$k = \frac{\sum (X - \bar{X})^4 / N}{[\sum (X - \bar{X})^2 / N]^2} - 3$$

如果峰度为0，则数据呈常峰态；如果峰度大于0，则数据呈尖峰态；如果峰度小于0，则数据呈低峰态。Bachman L. F.（2004）认为偏度和峰度值在 -2 到 +2 之间，说明数据呈比较合理的正态分布。

一般情况下，如果考题设计合理，考试成绩分布应呈现为基本对称的正态分布，差别主要表现在正态分布曲线的峰大小，偏斜程度，左右偏态，均值大小，标准差系数高低等方面。在基本对称的前提下，适度的左偏或右偏也属正常。假若考试成绩的分布呈现以下几种特殊的形态，就属于非正常的成绩分布。如马鞍型（两个峰度）、水平分布（即几乎看不出峰度的弧度极小的水平分布）、单一递增或递减的单边趋势线等。一旦考试成绩呈现这类分布特征，就极有必要对其作进一步分析，以分析其存在的问题。可能存在的问题常有以下几种：试题量过少；试题量难易

悬殊；中等难度题较少；考场纪律不好；试题早有泄露等。

4. 科目相关性分析

部分考试由多个考试科目组成，不同科目的测试内容有明确的界定，从不同方面测试被试的知识掌握程度和能力水平。对各个科目的相关性分析，能够体现不同知识模块之间是否存在关联性，反映不同知识模块对被试测量的一致性。

5. 被试对比分析

被试水平评价是考试质量评价中比较复杂的部分，是对测试结果所反映的考生掌握学科知识及其具备的学科能力水平状况的分析和判断，可对被试进行总体分析评价和分类分析评价。总体分析评价内容一般涉及：依据考试标准判断被试水平是否达到了既定的要求，根据考试内容模块分析被试水平的结构性特征，判断被试存在的短板等。分类分析评价内容一般涉及：依据被试群体特征分组，分类对比不同组分的被试群体之间在总体成绩、不同知识模块等方面的表现是否存在显著差异，并判断差异产生的原因和存在是否合理，查找不同组分的被试群体是否具有典型特点等。被试对比分析对评价者要求较高，需要评价者熟悉被试群体的特征，清楚被试应具备的知识与能力水平，并知道如何判断被试是否具备了相应的知识与能力水平。以卫生专业技术资格考试为例，每年度考试除对总体进行通过率等指标进行分析外，还会按照被试学历、工作年限、工作单位级别的不同进行通过率、科目通过率等指标的差异对比分析。

（二）试卷质量分析

1. 整卷难度

针对不同的评价对象及考试目标，试卷难度的要求不同。一般认为，最好的试题是接近 0.5 的难度。因为接近 0.5 的难度能够最大限度地区分被试的优劣。然而，由于在同一试卷中题目之间存在相关性（或同质性），如果过多题目的难度集中在 0.5 附近，反而有可能会降低整份试卷的区分能力。因此合理的难度分配是保证一套高质量试卷的重要方面。

2. 信度

是“测量所得分数的准确度”和“测量所得分数的准确地重现的程度”。指考试的可靠性，即两次重复测验的一致性。常用的信度指标有以下几种。①同质性信度：是指测验题目在多大程度上考察了同一内容。克伦巴赫 α 系数（coefficient alpha of L. J. Cronbach）是目前最常用的同质性信度指标。②分半信度：是将测验题目均衡的分成两个部分，以两部分得分的相关系数作为评价信度的指标。但此时得到的是半卷的信度，需要使用斯皮尔曼 - 布朗（Spearman - Brown）公式进行校正，从而得到全卷的分半信度。③再测信度：就是通过求两次测试成绩的相关系数来确定考试信度。

信度系数以 1 为最好，但实际测量都小于 1。一般考试，信度系数可为 0.4 ~0.9。影响考试信度的因素很多，题目的覆盖面是一个很重要的因素，在控制试题的难度和区分度的条件下，适当增加题目的数量，适当拉开被试的考试成绩，尽可能地消除考试中的干扰因素，可以提高考试的信度。

3. 效度

指测验的有效程度，代表测验在多大意义上测量到了所要测的东西。根据证据来源性质可分为以下几类：基于测验内容的证据、基于反应过程的证据、基于内部结构的证据、基于跟其他变量关系的证据、基于测验后果的证据。1999 年版的《教育与心理测试标准》中，效度被定义为“关于测验分数的特定解释所得到的支持程度。这种支持来自累积的证据或理论”。新《标准》中特别强调了从多种渠道积累效度证据的重要性。通过效度证据的不断积累，我们将更恰当地使用测验分数，更准确地对测验分数进行解释。测验的效度依赖于测验的精心编制，包括试题是否超纲，试卷涵盖的知识点是否足够且各知识点之间考核比例的确定是否合理等等；还依赖于测验编制的理论框架；依赖于测验的施测和计分过程；依赖于分数等值；依赖于及时纠正测验过程中出现的不公平因素等。

总之良好而可信的效度验证必须把多种来源的证据综合成一个整体，从而用现存的所有证据和理论去支持特定测验欲做的解释。

4. 信度与效度的关系

效度和信度都是测验质量的重要方面。如果同一测验测同一对象，反复多次施测，每次所得的测值都截然不同，当然不能说测量工具是正确的，有效的，亦即测量工具的信度很低，效度就一定不会高；但测量工具的信度高，效度却不一定也会高。因此一般来说，信度高是效度高的必要条件，但不是充分条件。一场高质量的考试应该是既可靠又可信的。

（三）试题质量分析

1. 难度

（1）概念　相对难度：测试对象答对某一试题的几率，随测试对象水平的变化而变化。卫生专业技术资格考试中采用相对难度对试题进行评价。

绝对难度：是试题本身具备的，与几个方面有关：①解题中应用知识点的多少；②解题中应用知识点方式的难易程度；③解题中应用步骤的多少与步骤本身的繁琐程度；④解题技巧。

预估难度：命题专家在命题时凭借自己的经验所给出的预估值。使用未测考题时专家对预估难度的把握是否准确，将影响到试卷的信度和效度。

实测难度：考试结束后，经统计计算得到的实际难度值。

使用已测试题时，实测难度将帮助工作人员更好的掌握试卷整体难度。

（2）相对难度的计算　客观试题（二分法记分）：$P = R/N$

R：答对该题的人数；N：参加测验的总人数

对选择题的解答，因被试可猜测，故需对难度系数加以校正：

$$CP = (KP - 1) / (K - 1)$$

CP：校正后的难度值；P：实际得到的通过率；K：选项数目

（3）难度的意义　P 值越大，说明题目越易。一般认为：$P > 0.8$的试题为简单；$0.6 \leqslant P < 0.8$ 的试题难度中等，$P < 0.6$ 的试题较难；试题太难或太易都会影响考试的可靠性，从而失去考试意义。需要指出的是，纯难度并不能说明试题的优劣，只有在符合被测试对象的实际情况的基础上才有意义。另外，难度对区分度有重大影响，当难度过小或过大时，区分度就会显著降低，只有难度适当，区分度才能提高。

2. 区分度

（1）概念　试题的区分度就是鉴别度，它是衡量试题对被试者不同的知识和能力水平鉴别程度的指标。通常用 D 表示，取值范围为 +1.00 至 −1.00。

（2）计算方法　通常采用极端分组法。客观性试题区分度的计算公式：$D = PH - PL$

计算步骤：①按测验总分从高到低排序；②确定测验总分最高的 27% 的被试作为高分组，最低的 27% 的被试为低分组；③分别求出这两组答对试题的百分比（PH、PL）；④将算得的有关数据带入上述公式。

（3）区分度的意义

①是测验项目分析的重要内容；②是评价项目质量、筛选项目的主要指标与依据；③D 值越高时，试题的质量越好。取值范围在 -1 ~ +1 之间。关于 D 值的评价标准，一般认为：D≥0.40，试题优秀；0.30≤D≤0.39，试题良好；0.20≤D≤0.29，试题尚可，需进行修改；D≤0.19，试题较差，应摒弃或进行修改。

3. 试题的反应模式

即考生对每个备选答案的选择率。

考试结束后综合运用难度、区分度、试题的反应模式这三项指标，可以为评价试题质量、评价答案正确性提供重要信息。它可以筛选出试卷中可能错误的标答、没有任何迷惑性的备选项、存在歧义的试题，从而确定需要组织专家重新进行审核的试题。通过试题质量分析可以进一步提高题库中已有试题的质量，达到题库动态维护的目标。

（张迎春　张　莉）

第七节　题库建设

题库建设是现代考试追求考试活动高效率和高效益的一种现代化技术手段，是现代高新技术成果在考试领域的具体应用，体现了一个国家考试事业的专业化程度以及考试理论与技术的发展水平。

一、题库的概念与建库理论

题库是“按照一定的教育测量理论，在计算机系统中实现的某个学科题目的集合”。是大量性能已明确的合格试题的有序存储，其构成的基本单位是试题。每一个试题都应在全库统一的分类系统上标定位置，用特殊的标识语言制定独特的编号，从而使全库试题都能有序地存储起来。题库可分为两大类：单功能题库和多功能题库。单功能题库是为某一种目的的考试而建立，库中试题仅供此目的的考试使用。多功能题库指库中试题可供不同标准考试共同使用。

题库的建立有多种理论，包括真分数理论（CTT）、项目反应理论（IRT）、因素结构理论、概化理论（GT）等。目前应用最多的是真分数理论和项目反应理论。

1．真分数理论（CTT）

CTT是一种经典测量理论，以考试实得分数为前提条件。以此理论为基础建立的题库，每道试题在入库时需标注难度（P）、区分度（D）等参数；而这些参数是通过对这些试题的实测获得的。测试对象变化时，这些参数也可能会随之改变，不具有可比性。

2．项目反应理论（IRT）

IRT又称试题反应理论、潜能理论等，以项目（试题）参数不变为前提，是一种旨在估算稳定的项目参数的理论。建立了以测试对象在既定项目上的作答反应参数来推断其潜在特性的IRT数学模型，以确定测试对象项目反应概率与其潜在能力之间的函数关系。建立在IRT理论基础上的题库中的试题，在测量目标和量尺不变的情况下，其难度参数是由试题本身所唯一确定的（绝对难度）。

二、题库建设的基本流程

题库建设是一项系统的、长期的工程，需要多学科专业技术人员互相配合、协作，不断进行充实、革新、完善。建库流程主要有以下几个步骤。

1. 制定建库方案

根据不同医学考试项目的特点，选择适用的建库理论和题库类型。以卫生专业技术资格考试为例，该考试是以是否达到相应专业、级别的要求（大纲、标准条件等）作为测试对象能否通过考试，获得相应资格的标准，即属于达标类考试，重点在于检验测试对象水平达标与否，并非选优排劣。因此，其试题难度参数不应根据测试对象的答题反应来确定，而应以试题内容在所考专业知识能力体系中的地位，以及掌握试题内容的难易程度来确定。

题库的组织构架应包括以下几点。①考试大纲：树形结构，体现每个专业的知识体系构成。②试题库：每一道试题都连接于考试大纲树形结构的最后一级（含知识点、参数）。③多媒体资料库：包括图片资料、视频资料、音频资料等，与所属试题连接。④数据库系统：以上各部分内容都依托于数据库软件系统存储于硬件存储器中。同时应配备试题导入、试题管理、参数计算、等值处理、试卷生成、编排打印等功能。使题库成为一整套自动化的试题存储和试题管理的工具。

2. 试题开发

题库建设的主要指标是保证某一学科（专业）具有足够数量的试题，因此较传统的试题开发工作模式，题库建设的试题开发工作应扩大命题专家队伍，加大命题任务频次，使试题开发工作日常化，常态化。

命题时要依据命题细目表中不同维度的比例进行细化，将拟命题量分解到题库所含测量结构和内容的每一个基本点。命题专家根据考试结构和组卷方案的要求，在系统中选择相应的专业、知识点、题型进行命题，同时预估试题的难度。输入命题系统的试题由系统按照考试结构中的参数如专业、等级、章、节、知识点进行统一编码，所有编码都是唯一的。试题内嵌的图片、视频、音频等资料与相应试题统一编码，或与相应试题建立唯一的数据关联。新开发的试题还要经过至少三轮的审核，审题时由审题专家在知识点对应情况、试题预估难度、试题内容、题干、备选答案、参考答案以及文字表述等诸方面对试题进行审核修改。专家在命制试题、审核试题的过程中都在电子信息化的数据库系统中完成，系统可以随时对题库的各项指标进行统计分析，为有针对性的完善提供依据。

3. 试题入库与等值处理

审核合格的试题进入题库，其编码根据题库中相应知识点下的已有题数（n）在原编码后进行添加（n+1）。内嵌的图片、视频、音频等资料编码也经过同样的变更。试题等值是题库建设不可或缺的工作，开发出的所有试题，其性能都应明确，计量学指标参数还要都标刻在同一量尺上。试题的知识点、题型、认知层次主要依据专家的判断，而试题难度对于已测试题和未测试题需要采用相应的技术进行等值，并且已测不同年份之间的试题也需要等值。入库试题需达到以下标准。

（1）知识点对应关系无误、结构独立完整、内容科学正确、不会引起歧义或疑义、逻辑关系合理、表述简洁通顺。

（2）经过科学编码，具有唯一的编码号；与相应的图片、视频、音频等资料一一对应。

（3）题型、认知级别、命审题信息、使用记录等基本参数；预估难度、区分度、信度、效度等项目参数均已标注。

4. 组卷和试测验证

题库的试题质量如何，必须要进行试测，以获取该试题的统计参数。题库系统调试到正常运行状态后，按照正式组卷要求（组卷细目表），包括试卷总分、题型比例、知识点权重、总体难度、认知级别分布等，挑选符合要求的试题，反复迭代循环，组出符合要求的试卷，再以各类方式对试题进行抽样测试，并对测试结果进行质量分析，以检验题库所组试卷的质量是否达到规定的考试目标要求。

5. 题库维护

不管建库理论是选择经典测量理论还是项目反应理论，但随着学科发展，题库也必然呈现一个动态发展过程。

（1）试题的增删　新试题不断添加入库，陈旧的、不符合学科发展的试题可能被修改或删除。

（2）库结构的调整　随着学科内容、标准和考核目标等的变化，库结构必然要进行相应的调整。

（3）项目参数的修订　随着测试对象群体水平的改变，原先估计或估算的项目参数可能需要进行修订。

三、题库建设的意义

题库建设能够大幅提高考试的公平性、科学性和保密性，降低命题组卷的成本，提高工作效率，并能支持人机对话考试等多种现代化测评手段。目前，在题库基础上，广泛开展了各种形式的考试，包括非客观题考试、纸笔考试，但最主要的应用是计算机化的客观题测试。目前计算机化自适应测验（CAT）已在国外医学考试领域有较多运用。

1. 题库建设提高考试科学性

题库的基本用途是建立一个可重复提供多份平行试卷的数据库。就医学考试而言，传统的经验式命题一般是在一个组卷方案下，由每个专业的部分专家根据经验命制一组试题组成一套试卷。为保证考试安全和抽样科学，每次考试都需要对组卷方案进行人为调整。由于专家人数有限及每位专家对考试目标要求和考生群体的理解不尽相同，每位专家的经验也存在差异，因而试卷的重点、难度、知识点覆盖面有较大的主观性，人工编组的一次性使用的考试方案也缺少有效代表整个考试测量内容的证据。这种方式可能造成不同专业之间、不同年度之间试卷难度、重点、知识点覆盖面严重不均衡，缺乏可比性，考试成绩也表现出较大的波动性，使考试的信度和效度降低。

题库建设有利于实现计算机管理，进而实现考试的规范化、标准化和程序化，全面系统的评价考生的专业技能。作为实现考试科学化的一条有效途径，建立题库是对传统经验命题方法的一种革新。它更利于保证试卷质量，增加考试结果的可比性，客观公正地检查和评价考生专业技能，还可对试卷进行分析，获得许多有用的反馈信息。列入题库中的试题在入选时就注重了知识点与覆盖面的结合，满足了评价目标的不同层次需要，涉及每个难度档次，保证试题的深度和广度，在制作试卷时按照对知识点、难度、认知程度等多维度组卷的要求进行抽取试题，从而避免命题专家的主观性、经验差异等带来的不利影响，全方位提高考试的科学性。

2. 题库建设提高考试安全性

无论是医学教育考试，还是医学准入考试以及卫生专业技术资格考试，所受社会关注程度较高，考试的安全性日益受到各种挑战。实施题库建设后能大大提高考试的安全性，每年的最终考试试卷可由考试组织机构工作人员制作完成，接触最终试卷的人员范围大大减少，由于接触的人员范围减少，也减少了试卷的流通环节，并且考试机构工作人员由于其工作责任相对单一，相对于专家更容易完成制作试卷时长时间处于封闭状态的要求，因此考试安全能得到有效保证。

3. 题库建设提高组卷工作效率

由于题库中充足的高质量试题的存在，可以实现考试组织机构的工作人员根据相应的组卷策略要求独立完成试卷的制作，不再完全依赖于专家，不再受到专家时间和精力的限制，可在短时间内提供多套结构合理、抽样代表性良好的平行试卷。大大提高了效率，并且也使门诊化考试成为一种可能。

医学考试题库建设是现代医学考试工作的核心内容，是一项系统、繁复、浩大、长期的工程，需要医学、教育测量、数学、统计、软件开发等多行业专业技术人员的共同努力，共同推进考试科学化、现代化的历史进程。

（汪本奎　戴　敏　陈声宇）

参考文献

[1] 王蓉. 中国考试制度沿革与当前的素质教育 [J]. 华中农业大学学报，2000（3）：88 ~91.

[2] 田建荣. 中国考试思想史研究 [D]. 厦门：厦门大学，2001：158，1.

[3] 廖平胜. 论考试的本质与功能 [J]. 考试研究，2002（1）.

[4] 黄恩育. 从科举考试的兴衰看考试内容和形式对现代考试发展的影响 [J]. 考试论坛，2005（6）23.

[5] 刘广珠. 企业管理人员职业素质调查研究 [J]. 人类工效学，2000，(1)：19 –20.

[6] 黄光杨. 教育测量与评价 [M]. 上海：华东师范大学出版社，2002.

[7] 代鹏，刘雪梅. 浅谈纸笔测验的优劣性 [J]. 理论纵横，2009，（4）：40 –41.

[8] 张训巍，孙宝志. 计算机模拟考试初探 [J]. 西北医学教育，2000，(3)：17 –18.

[9] 王垒. 实用人事测量（简明版）[M]. 北京：经济科学出版社，2002.

[10] HSK – 中国汉语水平考试：http：//www. hsk. org. cn/.

[11] 美国教育考试服务中心：http：//www. ets. org/.

[12] 美国执业医师考试网：http：//www. usmle. org/.

[13] 杨志明，张雷. 测评的概化理论及其应用 [M]. 北京：教育科学出版社，2003.

[14] 顾明远. 教育大辞典 (1) [M]. 上海：上海教育出版社，1990：60.

[15] D. R. Krathwohl. A revision of Bloom's taxonomy：An overview [J]. Theroy into Practice，2002，41 (4)：212－218.

[16] http：//blog. sina. com. cn/s/blog_ 4cce6373010081ld. html（谢小庆博客）.

[17] 阳辉，车宏生，卞冉. 分数合成：测评中不可忽视的重要环节 [J]. 中国人才. 2008 (8).

[18] 漆书青. 现代测量理论在考试中的应用 [M]. 武汉：华中师范大学出版社，2006

[19] 张晋军. 汉语水平考试（HSK）等值的新思考 [EB/OL]. http：//blog. sina. com. cn/s/blog_ 4835e3000100aism. html，2008－08－07.

[20] 张警鹏. 考试研究的新课题：对考试的评价 [J]. 教育科学研究，2005，12：19.

[21] 雷新勇. 考试数据的统计分析和解释 [M]. 上海：华东师范大学出版社，2007.

[22] 汪艳丽. 高校课程考试质量的分析与评价 [J]. 北京联合大学学报（自然科学版），2003，17 (4)：45.

[23] 于惊涛. 我国临床执业医师资格考试的信度和效度研究 [J]. 中国卫生事业管理，2008，239，(5)：349－350.

[24] 谢小庆. 美国 1999 年版与 1985 年版《教育与心理测试标准》的对比分析 [J]. 中国考试，2004，14：16－18.

第二章
我国医学考试的主要类型

第一节　医学教育考试

一、成人高等学历教育专升本医学考试

成人高等学历教育属国民教育系列，列入国家招生计划，国家承认学历，参加全国招生统一考试，各省、自治区统一组织录取。成人高等学历教育分为两种：专科起点升本科（简称专升本）、高中起点升高职（高专）（简称高职、高专）。普通高等院校专升本考试是中国教育部规定的专科类生升入本科的考试，是中国教育体制中专科层次学生升本科学校或者专业继续学习的考试制度。该考试每年在大多数有专升本教学系统的高等教育学校举行一次。普通高校的专升本考试通常只招收省内普通高等院校应届普通高职高专的优秀毕业生，专科学生升入本科毕业后的第一学历是本科。按国家规定专升本学生入学后，

按本科院校学生学籍进行管理。毕业后由学校统一颁发毕业证书。

现在的专升本考试范围扩展，包含了成人教育专升本，自考学历专升本（也叫独立本科段），还有网络教育专升本，电大专升本。这些学历为专科学历者提供了晋升之路，解决很多人的本科学历问题。

（一）考试对象

报名参加专升本考试的考生必须具有专科学历，在读和专科毕业的考生方可参加专升本考试的报名及考试。

（二）考试形式

专升本考试主要以笔试为主。各个专业的考试题目由报考院校该专业教师自拟，然后由高校教育管理机构管理并在考试日期启用。具体的考试科目并不统一，主要包括基础课程和专业课程两大部分。医学类专升本考试科目为：政治、英语、医学综合（医学综合包括：解剖、生理、诊断和外科总论）。

（三）报考条件

1. 拥护中国共产党的领导，遵守四项基本原则，遵纪守法，品德良好。

2. 在职、从业人员，高中、中专、技校应届毕业生及社会其他人员。

3. 报考专科起点本科及第二专业专科的考生必须是已取得经教育部审定核准的国民教育系列高等学校或高等教育自学考试机构颁发的大学专科毕业证书的人员。

4. 身体健康。

5. 卫生部办公厅、教育部办公厅、国家中医药管理局办公室发布关于对成人高校医学门类专业考生报名资格审查工作的补充通知，该通知规定，按照《教育部卫生部关于举办高等医学教育的若干意见》的相关要求，对成人高校医学门类专业招生的考生报名资格审核工作提出以下意见：

（1）考生报考成人高校医学门类专业，除符合《教育部关于做好全国成人高校招生工作的通知》附件中规定的报名条件外，还须符合下列要求：

①报考临床医学、口腔医学、预防医学、中医学专业的人员必须已取得省级卫生行政部门颁发的相应类别的执业助理医师及以上资格证书，或者县级及以上卫生行政部门颁发的乡村医生执业证书并有中专学历或中专水平证书。

②报考护理学专业的人员原则上须取得省级卫生行政部门颁发的护士执业资格证书。

③报考医学门类其他专业的人员必须是在职卫生、医药行业技术人员。

④考生所报考的专业原则上应与所从事的专业对口。

（2）报名资格审核工作由各省（区、市）卫生行政部门指定机构审核。审核机构应于当地成人高校招生报名前，以适当方式向社会公布办公地点、办公时间、联系方式、工作程序以及其他有关事项。

（3）报名前，考生须到有关省（区、市）卫生行政部门指定的审核机构领取并填写《全国成人高校医学门类专业考生报名资格审核表》，由所在单位核准并加盖公章后，报有关省（区、市）卫生行政部门指定的审核机构审核，各级成人高校招生办公室根据审核意见为考生办理报名手续。

对于不具备上述条件且要求报考医学门类专业的考生，其毕业后所获得的医学成人高等教育学历文凭将不能作为参加执业医师、执业护士考试的依据。

6. 符合上述报考条件，生活能自理，不影响所报专业学习的残疾人士。

（四）目前国民教育系列中专升本的方式

1. 成人高考专科升本科

专科毕业后，可通过全国成人高考中的专升本考试进入成人院校学习，一般为不脱产或半脱产。

2. 自考专科升本科

高教自考中有独立本科段考试，每个专业有 10 多门课程，全部通过者可获得国家承认的本科学历。

3. 专升本考试

它与自考、成人高考有所不同，它主要面向专科在校生或应届毕业生，在考试内容与教学衔接上更符合当前专科教育特点，应该成为专升本的主要渠道。

4. 远程教育专升本

只要具有国民教育专科学历都可入学，较为简单，但国家为改变办学混乱局面，要求必须通过教育部规定的英语和计算机基础统考才能毕业，相对增加了一些难度。

二、同等学力人员申请硕士学位考试

同等学力是指学习经历不同，但在知识水平和学习能力方面达到同等程度的人员，通常指申请学位者或报考研究生的考生中，虽然没有大学本科或者硕士生、博士生学历（包括获得相应的学位），但通过自学或其他途径达到了相当于大学本科或硕士生毕业以及博士生申请论文答辩时的知识和能力水平的人员。

同等学力考研，又称“同等学力申硕”，是我国目前开展非全日制培养研究生的主要方式之一。为保证我国学位授予的总体质量，规范同等学力人员申请硕士学位工作，1995 年国务院学位委员会决定对同等学力人员申请硕士学位进行外国语水平全国统一考试。随后，在1998年又决定对同等学力人员申请硕士学位增设学科综合水平全国统一考试。举办同等学力人员申请硕士学位全国统一考试，旨在加强国家对授予同等学力人员申请硕士学位的宏观质量控制、规范管理，目的是测试申请人是否已具备获得硕士学位所必需的最基本的基础理论和专业知识。该考试并不代替学位授予单位组织的学位课程考试，它是一个同等学力人员获得硕士学位的出口把关考试；也就是说，申请者在完成学位授予单位所安排的全部学位课程的学习后，还要参加同等学力人员申请硕士学位外国语水平和学科综合水平全国统一考试，只有这些考试通过后方可申请论文答辩，获得硕士学位。这对于在职人员业务素质的提高以及以后报考在职研究生和干部队伍建设都能起到积极的作用。

（一）同等学力考生分类

一般来说，同等学力考生包括以下三种情况：一是大专生，包括普通高校、成考、自考或国家承认学历的其他形式的专科毕业生。二是成人教育应届毕业生，由于成人教育应届本科生报考时，即每年的11月中旬，并没有取得本科学历，所以只能以同等学力的资格报考。这一点不同于全日制的普通高校应届本科生，普通高校的应届本科生可以以本科生的资格报考。成人教育本科往届生可以直接以本科生的资格报考。三是国家承认学历的本科结业生也按同等学力对待。

（二）同等学力考研条件

1. 要求本科进修课程，并由相关教务部门出具成绩证明，其门数最少是四门，最多是全部课程。

2. 在向各校申请硕士学位时，申请者必须在获得学士学位后工作满三年。从 2004 年起条件放宽为获得学士学位后工作满两年，但此类考生待工作期满三年后方可参加规定考试。

3. 论文要求：大多数要求以第一作者身份公开发表至少一篇论文，级别从普通到核心不等，个别要求 A 级核心，少数大学只要求提交与本科毕业论文水平相当的论文，不要求一定发表；如无论文，也可以以省市级别的科研项目相抵，要求负责人身份。

4. 不允许跨专业报考。

5. 复试时要加试科目。

（三）同等学力申请硕士学位的具体步骤

申请并办理《课程考试资格卡》；在四年之内通过培养方案规定的全部课程考试及国家规定的统一水平考试；在全部考试通过后一年内提交硕士学位论文，提出论文答辩的申请；在提交论文后半年内进行论文答辩；论文答辩通过后，按规定程序授予硕士学位。

（四）考试科目

分为外国语水平考试和学科综合水平考试，目前进行全国统一考试的外国语语种主要有：英语、俄语、德语、法语和日语。

以同等学力申请硕士学位人员均须参加外国语水平考试，且应试语种须与接受其硕士学位申请的学位授予单位相应学科全日制在校硕士研究生培养方案规定的语种相同。

"临床医学学科综合水平"考试是同等学力人员临床医学专业申请硕士学位的全国统一性考试。考试内容涵盖生理学、分子生物学、病理学、内科学和外科学五门课程。

以同等学力申请硕士学位的人员，除要通过学位授予单位按研究生培养方案规定的课程考试（包括外国语）外，还需取得《同等学力人员外国语水平全国统一考试合格证书》和相应学科的《同等学力人员学科综合水平全国统一考试合格证书》方能申请硕士学位论文答辩。

（五）考试的组织实施

同等学力人员申请硕士学位全国统一考试，是在国务院学位委员会办公室的统一领导下，由全国学位与研究生教育发展中心负责实施，报名和考试的具体组织工作由所在省（区、市）学位与研究生教育主管部门负责。为保证考试的客观性和公正性，同等学力人员申请硕士学位全国统一考试采取全国统一命题和全国集中阅卷，命题老师从全国聘请，命题严格按照国务院学位委员会办公室编的《同等学力人员申请硕士学位全国统一考试大纲》所规定的难度和要求进行，考试的题型也同此大纲基本一致。考试结束后，合格分数线由国务院学位委员会统一划定，考试合格证书由国务院学位委员会办公室统一编号，各省（区、市）学位与研究生教育主管部门统一打印并下发拟申请学校。

三、研究生入学考试

（一）研究生考试的历史与现状

中华人民共和国研究生教育发展的历史并不长，在旧中国，高等教育发展极为缓慢，只有少数高等学校招收过一些研究生。1935～1949 年，仅有 200 多名研究生被授予硕士学位。新中国成立后，研究生教育有了一定的发展，1950～1965 年，共招收研究生 2.3 万人。1966 年，“文化大革命”致使研究生教育中断了长达 12 年之久。1978 年，我国恢复了研究生考试制度，这一年共录取了 10500 多名研究生。自此，中国的研究生教育真正开始有较大的发展。1980 年全国人大常委会通过了第一部教育法《中华人民共和国学位条例》，1981 年开始招收攻读硕士、博士学位研究生，从此，我国的研究生教育进入了蓬勃发展的新时期。

目前，我国招收研究生的二级学科、专业已发展到 381 个，分布在 88 个一级学科、12 个学科门类中。经教育部批准，现有招收硕士生的单位共 752 个，其中，普通高等学校 418 所，科研机构 334 所；博士生招生单位 359 个，其中，普通高等学校 216 所，科研机构 143 所。1978～2001 年，累计招收研究生 107.37 万余人，博士生 17.36 万人，硕士生 90.01 万人。已毕业的研究生在国家各项事业中发挥着重要的作用，他们中有相当一批人已成为教学、科研和部门的主要骨干力量以及学术带头人，其中有些人还获得国家发明奖和重大科技成果奖，一批具有开创性的科研成果不仅填补了国内空白、有效地服务于国家经济建设，更在许多领域内达到或超过国际先进水平，赢得了国内外的普遍赞誉。中国依靠自己的力量和有限的教育资源，已使研究生教育形成了一个比较完整的体系，达到了一定的规模。为国家的教育、科研和社会发展做出了应有的贡献。

（二）目前在我国接受研究生教育的途径

随着我国研究生教育方式的多样化，人们接受研究生教育的途径也灵活多样，可以根据自己的条件和目的做出最适合自己的选择。这些方式大体上可归为两种类型：学历教育和非学历教育。

考生参加国家统一组织的硕士生入学考试（含应届本科毕业生的推荐免试和部分高等学校经教育部批准自行组织的单独入学考试），被录取后，获得研究生学籍。毕业时，若课程学习和论文答辩均符合学位条例的规定，可获硕士生毕业证书和硕士学位证书。研究生学历教育的招生工作由教育部高校学生司负责。

不参加国家统一组织的硕士生入学考试，没有学籍，毕业时也不能获得毕业证书，但学历不变则属于研究生非学历教育，大致有以下几种：参加研究生课程进修班，同等学力申请硕士学位，在职攻读专业学位，高校教师在职攻读硕士学位、中等职业学校教师攻读硕士学位。

（三）研究生教育的培养目标

高等学校和科学研究机构招收攻读硕士学位研究生的培养目标是：德、智、体全面发展，在本门学科内掌握坚实的基础理论和系统的专门知识；掌握一门外国语；具有从事科学研究、教学工作或独立担负专门技术工作的能力，在科学或专门技术上作出创造性成果的高级专门人才。

与本科生相比，研究生教育更加注重培养学生研究问题和分析问题的能力，特别是从事该学科科研教学的能力。随着我国经济和教育事业的飞速发展，研究生教育体系也逐渐完善，呈现多元化的特点，如现在的研究生非常明显地分化为学术性研究生和应用型研究生两大类。前者注重培养学生的科研能力，后者（如专业硕士）更注重的是学生的业务能力。

（四）研究生考试中的具体考试类型

研究生入学考试分为全国统考、联合考试、单独考试及推荐免试。

1. 全国统考、联合考试

研究生入学考试的全国统考和联合考试分为初试和复试。

（1）初试　通常于 1 月的第二个周末，考试时间通常为两天。初试考试科目包含政治、外语（报名时自选）、数学（专业业务课一）、专业业务（专业业务课二）。考试方式均为笔试，四门课程共 500 分。

报考医学专业研究生的考生，所考专业课根据所报考专业的不同而有所区别，如西医临床包括影像专业、检验专业和部分基础学科的专业课都是西医学综合科目；如果报考中医专业，所考专业课就是中医学综合科目；考药学专业的，所考专业课则为药学综合；考公共卫生和预防专业的，就是公卫预防的专业课。在对专业课的考查问题上，根据所报考的专业，不同的学校会有不同的科目要求。但是，西医综合与中医综合已列入医学类硕士研究生入学考试全国统考的科目。

西医学综合科目是研究生入学考试（西医）的一门必考科目，是由内科、外科、生理、生化、病理和诊断等六门学科共同组成的考查科目。医学类研究生入学考试中基本上都需要考查西医综合。西医学综合科目考试范围为基础医学中的生理学、生物化学和病理学；临床医学中的内科学（包括诊断学）和外科学。该科目的考试，要求学生能够系统掌握上述医学学科中的基本理论、基本知识和基本技能，能够运用所学的基本理论、基本知识和基本技能综合分析、判断和解决有关理论问题和实际问题。西医学综合科目考试的内容结构为基础医学内容占 50%，其中生理学 20%，生物化学 15%，病理学 15%；临床医学内容占 50%，其中内科学 30%，外科学 20%。

另外，中医综合也是医学类硕士研究生入学考试全国统考的科目之一，是中医学综合科目的简称。中医综合考试包括中医基础理论、中医诊断学、中药学、方剂学、中医内科学、针灸六部分，它要求考生比较系统地理解和掌握中医药学的基本理论知识，理论联系实际，能够运用中医学的理、法、方、药，对临床常见病证进行辨证论治，有较好的分析和解决问题的能力，用以适应攻读中医药学各专业硕士学位课程之需要。

（2）复试　复试是研究生考试制度的重要组成部分，即通过研究生入学考试（初试）后参加的，由报考院校组织进行的第二次考试。一般分笔试和面试。从 2006 年起，研究生招生加大了复试的权重，有的招生单位甚至把复试的权重加大为50%，这就要求考生能有真才实学并且具备较高的应变能力。

复试通常开始于3月底，大概结束于5月初。复试前先由自主确定复试分数线改革试点的高校公布复试分数线，通知超过分数线的考生前来复试，并综合其复试的表现，按一定比例录取。复试由招生单位自行安排考试时间、地点、科目、方式内容（其中包含英语口语和听力）。招生结果大概在复试后一个月公布。被录取的考生在当年九月入学。

（3）报考条件　报考全国统考的考生须满足以下条件：国家承认学历的应届本科毕业生；具有国家承认的大学本科毕业学历的人员；获得国家承认的大专毕业学历后经两年或两年以上，达到与大学本科毕业生同等学力，且符合招生单位根据本单位的培养目标对考生提出的具体业务要求的人员；国家承认学历的本科结业生和成人高校应届本科毕业生，按本科毕业同等学力身份报考；已获硕士学位或博士学位的人员，可以再次报考硕士生，但只能报考委托培养或自筹经费的硕士生；报考的年龄一般不超过40周岁（报考委托培养和自筹经费的考生年龄不限）；身体健康状况符合国家和招生单位规定的体检要求。

2. 单独考试

单独考试，是为符合特定报名条件的在职人员单独组织的研究生入学考试，其报名、考试时间与全国统考一致，所有考试科目均由报考学校自行命题。参加单独考试的考生，一般应限于用人单位推荐为本单位定向培养或委托培养的在职人员。单独考试硕士生学习期间不转户口，不转人事关系，不转工资关系，医疗费由考生原工作单位负责，毕业后回原单位工作。

单独考试考生报考的条件包括：大学本科毕业后在本专业或相近专业连续工作四年；政治表现好、业务优秀、已经发表过研究论文（技术报告）或已经成为业务骨干的在职人员，经本单位和两名具有高级专业技术职务的专家推荐，并且是为本单位定向培养或委托培养的考生；向经国家教育部批准的为在职人员进行单独考试的招生单位申请报名；有所在单位和两名高级专业职务的专家推荐；年龄可放宽到40岁左右。

参加单独考试考生直接到招生单位或招生单位所在地省级高校招生办公室公告指定的报考点进行确认报名，确认截止日期与统招考生确认截止日期一致。单独考试的初试科目均由招生单位自行命题。单独考试考完后可以全脱产、半脱产、在职学习。学习期满，学完规定的全部课程且考试合格并通过硕士学位论文答辩者，授予国家颁发的硕士研究生毕业证书和硕士学位证书。

临床医学硕士、口腔医学硕士、公共卫生硕士、护理硕士、药学硕士、中药学硕士等13个专业学位类别可设置单独考试。

3. 推荐免试

推荐免试攻读硕士（博士）研究生资格，简称推荐免试，俗称保送。

《全国普通高等学校推荐优秀应届本科毕业生免试攻读硕士学位研究生工作管理办法（试行）》中规定推免生的选拔条件为：纳入国家普通本科招生计划录取的应届毕业生（不含专升本、第二学士学位、独立学院学生）；具有高尚的爱国主义情操和集体主义精神，社会主义信念坚定，社会责任感强，遵纪守法，积极向上，身心健康；勤奋学习，刻苦钻研，成绩优秀；学术研究兴趣浓厚，有较强的创新意识、创新能力和专业能力倾向；诚实守信，学风端正，无任何考试作弊和剽窃他人学术成果记录；品行表现优良，无任何违法违纪受处分记录；对有特殊学术专长或具有突出培养潜质者，有三名以上本校本专业教授联名推荐，经学校推免生遴选工作领导小组严格审查，可不受综合排名限制，但学生有关说明材料和教授推荐信要进行公示。

第二节　医学准入考试

一、医师资格考试

1. 考试介绍

1998 年 6 月 26 日第九届全国人民代表大会常务委员会第三次会议通过的《中华人民共和国执业医师法》，从法律上规定了国家实行医师资格考试制度。我国于 1999 年 11 月首次举行了医师资格考试。

医师资格考试的性质是行业准入考试，是评价申请医师资格者是否具备从事医师工作所必需的专业知识与技能的考试。医师资格考试是规范医疗卫生服务市场，通过杜绝不具备行医基本资格的人从事医疗卫生服务行业来保障患者健康权益的重要措施。

考试分为两级四类，即执业医师和执业助理医师两级；每级分为临床、中医、口腔、公共卫生四类。中医类包括中医、民族医和中西医结合，其中民族医又含蒙医、藏医和维医三类，其他民族医医师暂不开考。到目前为止，我国医师资格考试共有 24 种类别。

2. 考试内容

医师资格考试分实践技能考试和医学综合笔试两部分。

实践技能考试采用多站测试的方式，由国家医学考试中心和国家中医药管理局中医师资格认证中心统一命题，省级医师资格考试领导小组组织实施。考区设有实践技能考试基地，根据考试内容设置若干考站，考生依次通过考站接受实践技能的测试。每位考生必须在同一考试基地的考站进行测试。

医师资格考试医学综合笔试于9月中旬举行，具体时间以原卫生部医师资格考试委员会公告时间为准。医学综合笔试部分采取标准化考试方式并实行全国统一考试，由国家医学考试中心和国家中医药管理局中医师资格认证中心承担国家一级的具体考试业务工作。执业医师考试时间为2天，分4个单元；执业助理医师考试时间为1天，分2个单元，每单元均为两个半小时。

医学综合笔试全部采用选择题形式。采用A型和B型题，共有A1、A2、A3、A4、B1五种题型。助理医师适当减少或不采用A3型题。医师资格考试总题量约为600题，助理医师资格考试总题量为300题。

3. 报考条件

依据《中华人民共和国执业医师法》相关规定，具有下列条件之一的，可以参加执业医师资格考试：

（1）具有高等学校医学专业本科以上学历，在执业医师指导下，在医疗、预防、保健机构中试用期满一年的。

（2）取得执业助理医师执业证书后，具有高等学校医学专科学历，在医疗、预防、保健机构中工作满两年；具有中等专业学校医学专业学历，在医疗、预防、保健机构中工作满五年的。

具有下列情形之一的，不予受理医师资格考试报名：

（1）卫生职业高中毕业生。

（2）基础医学类、法医学类、护理学类、辅助医疗类、医学技术类等相关医学类和药学类、医学管理类毕业生。

（3）医学专业毕业，但教学大纲和专业培养方向或毕业证书注明为非医学方向的。

（4）医学专业毕业，但教学大纲和专业培养方向或学位证书证明学位是非医学的。

（5）非现役军人持军队医疗、预防、保健机构出具的试用期证明报考或在军队报名参加医师资格考试的。

（6）现役军人持地方医疗、预防、保健机构出具的试用期证明报告的。

（7）持《专业证书》或《学业证书》报名参加医师资格考试的。

（8）1999 年 1 月 1 日以后入学的卫生职工中等专业学校的学生毕业后报考执业助理医师资格考试的。

二、护士执业资格考试

1. 考试介绍

为加强护理专业队伍建设，1993 年卫生部颁布的《中华人民共和国护士管理办法》规定，凡申请护士执业者必须通过卫生部统一执业考试，取得《中华人民共和国护士执业证书》。自 1994 年起，全国护士执业水平考试开始试点，1995 年开始全国正式统考，每年举行一次，至 2002 年，具体由国家医学考试中心负责考试实施。2000 年，根据原人事部、卫生部《关于加强卫生专业技术职务评聘工作的通知》（人发〔2000〕114 号）精神，全国护理专业的初级、中级专业技术资格逐步实行以考代评，并与执业准入制度并轨的考试制度。自 2001 年起，护理专业初级士、初级师和中级专业技术资格考试与临床医学、药学、技术类中初级专业技术资格考试一并在全国开展。2002 年，根据《卫生部办公厅关于护士执业考试与护理专业技术资格考试并轨的通知》（卫办人发〔2002〕118 号）要求。自 2003 年起，全国护士执业水平考试与护理专业初级（士）资格考试并轨。凡取得护理专业初级（士）资格证书或者具有普通高等院校护理专业本科以上学历，受聘于医疗卫生机构从事护理专业技术工作的人员，向执业所在地县级以上卫生行政部门申请注册，取得《护士执业证书》。

为了维护护士的合法权益，规范护理行为，促进护理事业发展，保障医疗安全和人体健康，《护士条例》于2008年1月23日国务院第206次常务会议通过，自2008年5月12日起施行。《护士条例》规定护士执业，应当经执业注册取得护士执业证书，在中等职业学校、高等学校完成国务院教育主管部门和国务院卫生主管部门规定的普通全日制3年以上的护理、助产专业课程学习，包括在教学、综合医院完成8个月以上护理临床实习，并取得相应学历证书者，通过国务院卫生主管部门组织的护士执业资格考试，可申请护士执业注册。根据《护士条例》和有关规定精神，卫生部、人力资源和社会保障部研究决定于2008年10月为当年护理和助产专业毕业生专门增加一次护理初级（士）专业技术资格考试暨护士执业资格考试，报考人数21万余人；2009年，31万余人通过全国护理学（初级士）专业技术资格考试暨护申请护士执业注册。

2010年5月，《护士执业资格考试办法》出台，明确规定国家护士执业资格考试是评价申请护士执业资格者是否具备执业所必需的护理专业知识与工作能力的考试，考试成绩合格者，可申请护士执业注册。护士执业资格考试实行国家统一考试制度，统一考试大纲，统一命题，统一合格标准。护士执业资格考试原则上每年举行一次，具体考试日期在举行考试3个月前向社会公布。卫生部和人力资源社会保障部成立全国护士执业资格考试委员会。主要职责是：①对涉及护士执业资格考试的重大事项进行协调、决策；②审定护士执业资格考试大纲、考试内容和方案；③确定并公布护士执业资格考试成绩合格线；④指导全国护士执业资格考试工作。

全国护士执业资格考试委员会下设办公室，办公室设在卫生部，负责具体工作。护士执业资格考试考务管理实行卫生部人才交流服务中心、考区、考点三级责任制。卫生部人才交流服务中心的主要职责是：①组织制定护士执业资格考试考务管理规定，负责全国护士执业资格考试考务管理；②组织专家拟定护士执业资格考试大纲和命题审卷的有关规定并承担具体工作；③负责护士执业资格考试考生信息处理；④组织评定考试成绩，提供考生成绩单和护士执业资格考试成绩合格证明；⑤负责考试结果的统计分析和考试工作总结，并向护士执业资格考试委员会提交工作报告；⑥负责建立护士执业资格考试命题专家库和考试题库；⑦指导考区有关考试的业务工作。

2. 考试方式

考试包括专业实务和实践能力两个科目，一次考试通过两个科目为考试成绩合格。为加强对考生实践能力的考核，原则上采用“人机对话”考试方式进行。

3. 报考条件

按照《护士条例》规定，凡符合以下条件之一，并在教学、综合医院完成8个月以上护理临床实习的毕业生，可报名参加护理初级（士）专业技术资格考试：

（1）获得省级以上教育和卫生主管部门认可的普通全日制中等职业学校护理、助产专业学历。

（2）获得省级以上教育和卫生主管部门认可的普通全日制高等学校护理、助产专业专科学历。

（3）获得国务院教育主管部门认可的普通全日制高等学校护理、助产专业本科以上学历。

第三节　卫生专业技术资格考试

一、背景

2000 年 12 月，原人事部、卫生部下发《关于加强卫生专业技术职务评聘工作的通知》（人发〔2000〕114 号）；同年，卫生部、原人事部下发关于印发《临床医学专业技术资格考试暂行规定》的通知（卫人发〔2000〕462 号）；2001 年卫生部、原人事部下发了《关于印发预防医学、全科医学、护理、其他卫生技术等专业技术资格考试暂行规定及临床医学、预防医学、全科医学、药学、护理、其他卫生技术等专业技术资格考试实施办法的通知》（卫人发〔2000〕164 号）。

根据 114 号文精神，要完善卫生专业技术职务评聘工作，坚持按需设岗、按岗聘任、平等竞争、择优上岗，逐步建立政府宏观管理、个人自主申请、社会合理评价、单位自主聘任的管理体制。逐步推行卫生专业技术资格考试制度。卫生系列医、药、护、技各专业的中、初级专业技术资格逐步实行以考代评和与执业准入制度并轨的考试制度；高级专业技术资格采取考试和评审结合的办法取得。

462 号文、164 号两个文件是 114 号文的配套实施文件，根据这两个文件精神，临床医学、预防医学、全科医学、药学、护理及其他卫生技术等专业初中级技术资格考试实行全国统一组织、统一考试时间、统一考试大纲、统一考试命题、统一合格标准的考试制度，原则上每年进行一次。通过考试取得专业技术资格，表明其已具备担任卫生系列医药护技相应级别专业技术职务的水平和能力，医院根据工作需要，从获得资格证书的人员中择优聘任。

二、考试组织实施

临床医学、护理、药学、其他卫生技术专业技术资格考试在卫生部、人社部的统一领导下进行，成立“卫生专业技术资格考试专家委员会”（委员会分设临床医学、预防医学、全科医学、药学、护理和技术等专业组）和“卫生专业技术资格考试办公室”，办公室设在卫生部人事司。卫生部负责拟定考试大纲和命题，组建国家级题库，组织实施考试工作，管理考试用书，规划考前培训，研究考试办法，拟定合格标准等工作。人社部负责审定考试大纲和试题，会同卫生部对考试工作进行指导、监督、检查和确定合格标准。具体考务工作委托卫生部人才交流服务中心实施。各地考试工作由省级人事和卫生行政部门按照职能分工组织实施。考试原则上每年举行1次，目前各级别考试科目均为“基础知识”、“相关专业知识”、“专业知识”、“专业实践能力”等4个考试科目。通过临床医学、护理、药学、技术类专业技术资格考试者，由各省、自治区、直辖市人社（职改）部门颁发人社部统一印制，人社部、卫生部用印的卫生专业技术资格证书。各地在颁发证书时，不得附加任何条件。

根据《护士条例》和《护士执业资格考试办法》（卫生部人力资源社会保障部令第74号），为规范全国护士执业资格考试工作，加强护理专业队伍建设，卫生部负责组织实施护士执业资格考试，实行国家统一考试制度，自2011年起护理初级（士）专业技术资格考试并轨到护士执业资格考试中。

三、考试报考条件和聘任条件

1. 取得药、护、技初级资格，根据有关规定，并按照下列条件聘任相应的专业技术职务。

（1）药、护、技初级师：取得中专学历，担任药、护、技士职务满5年；取得大专学历，从事本专业工作满3年；取得本科学历，从事本专业工作满1年。

（2）不符合上述条件的人员只可聘任药、护、技士职务。

2. 按照《中华人民共和国执业医师法》的有关规定，参加国家医师资格考试，取得执业助理医师资格，可聘任医士职务；取得执业医师资格，可聘任医师职务。

3. 参加临床医学、药学、护理、技术专业技术资格考试的人员，应具备下列基本条件。

（1）遵守中华人民共和国的宪法和法律。

（2）具备良好的医德医风和敬业精神。

（3）参加临床医学专业中级资格考试的人员，还应遵守《中华人民共和国执业医师法》，并取得执业医师资格。

（4）参加药学、护理、技术专业初级资格考试的人员，还必须具备相应专业中专以上学历。

4. 参加临床医学、药学、护理、技术专业中级资格考试的人员，除具备考试的基本条件外，还必须具备下列条件之一。

（1）取得相应专业中专学历，受聘担任医（药、护、技）师职务满7年。

（2）取得相应专业大专学历，从事医（药、护、技）师工作满6年。

（3）取得相应专业本科学历，从事医（药、护、技）师工作满4年。

（4）取得相应专业硕士学位，从事医（药、护、技）师工作满2年。

（5）取得相应专业博士学位。

5. 取得中级资格，并符合有关规定，可聘任主治（管）医师，主管药、护、技师职务。

6. 有下列情形之一的，不得申请参加临床医学专业技术资格的考试。

（1）医疗事故责任者未满3年。

（2）医疗差错责任者未满1年。

（3）受到行政处分者在处分时期内。

（4）伪造学历或考试期间有违纪行为未满2年。

（5）省级卫生行政部门规定的其它情形。

四、考试专业设置原则及专业类别

1. 专业设置原则

主要遵循三个原则：一是符合学科分类及专业发展方向；二是结合医疗卫生机构岗位设置的实际情况；三是平稳过渡。开考专业的设置本着宜粗不宜细的原则，充分考虑到了学科特点，将学科的发展方向和专业人才的培养规律结合起来。

2. 考试专业

全国卫生专业技术资格考试自2001年正式实施，考试专业为91个，考试科目分基础知识、相关专业知识、专业知识和专业实践能力四个科目。2011年开考专业增加到117个，其中护理人员可根据级别报考护理学初级师、中医护理学（师），在报考中级时可根据自己的岗位报考护理学、内科护理、外科护理、妇产科护理、儿科护理、社区护理和中医护理学各中级专业；目前可报考的技术类专业主要有口腔医学技术、放射医学技术、临床医学检验技术、病理学技术、康复医学治疗技术、营养、病案信息技术、输血技术等；药学类专业主要分为药学士、师和中级，中药学士、师、中级；临床医学中级主要包括内科学及其亚专业如心血管内科学、呼吸内科学、消化内科学、肾内科学、神经内科学、内分泌学、血液病学、结核病学、传染病学、风湿与临床免疫学、职业病学，普通外科学及骨外科学、胸心外科学、神经外科学、泌尿外科学、小儿外科学、烧伤外科学、整形外科学七个亚专业，口腔医学及口腔内科学、口腔颌面外科学、口腔修复学、口腔正畸学四个亚专业；中医科医师可报考中医外科学、中医肛肠科学、中医骨伤学、中医妇科学、推拿（按摩）学等专业。

3. 考试方式及时间

药学、护理和技术专业技术资格考试（除中医药外）均采用纸笔考试方式，为进一步考核医院专业技术人员的临床实际技能，自 2007 年起临床医学中级、中医药学各级别的四个科目考试采用人机对话的方式进行。人机对话考试每个科目考试时间分别为 1.5 小时；纸笔考试每个科目考试时间为 2 小时。

五、高级卫生专业技术资格考试

根据人事部、卫生部《关于加强卫生专业技术职务评聘工作的通知》（人发〔2000〕114 号）的文件精神，高级专业技术资格采取考试和评审相结合的办法取得。在各省、自治区、直辖市职称改革领导小组的领导下，由卫生行政部门会同人事行政部门，分专业组建卫生系列高级评委会。

（一）背景

自 1986 年以来，国家开始实施符合专业技术职务聘任制发展需要的评聘分开制度，即职称评定和职务聘任相互分离的模式，职称评定工作由国家组织社会同行专家来承担完成，建立职称社会评价制度，而职务聘任则由用人单位自主承担完成，建立用人单位面向社会公开竞争择优用人机制。评聘分开实施以来，为实现人力资源最优化配置，营造公平、公正的竞争环境，保持专业技术队伍的活力和生机，起了重要的推动作用。

卫生系列高级技术职务的人才群体，是医院技术发展、学科建设和形成特色优势的中坚力量，因此高级职称的评定备受关注。长久以来，高级职称晋升基本是从论文的发表、专著数，承担课题的项目数、工作条件、职业道德等方面来进行评定，造成了重论文、轻实践，重科研、轻临床的问题。然而卫生、医疗单位毕竟不是单纯的科研机构，肩负着一定的社会职责，保护广大人民群众的身体健康、治病救人才是他们的根本任务，所以不能单独从成果、专著、论文来评价专业技术人员的技术水平。为了更好地引导卫生专业技术人员重视业务实践工作，不断提高业务素质，真正把业务技术水平作为职称晋升的重要条件，各省、市、自治区纷纷采取专业技术水平考试和评审相结合的方式，既能鼓励和督促专业技术人员刻苦学习、钻研业务、提高技术水平，又逐渐扭转了单纯注重论文、科研成果的倾向，将评审逐步引导到全面综合评价和重视技术人员的实际业务水平上。

（二）考试专业设置

开考专业既要与卫生事业的发展相适应，符合学科发展特点、规律和岗位设置要求，又要与医学教育和专业技术资格等级相衔接；既要有前瞻性，又不能脱离国情和现实，要服从和服务于卫生人才队伍建设的需要，既要保持专业设置的相对稳定，又要与时俱进，适时调整。开考专业原则上按三级学科设置，最终根据各省、自治区、直辖市专业委员会讨论的结果确定。目前，各地区的专业以医、药、护、技四大类专业为主，与现行的中级职称考试专业保持了一定的延续性，又兼顾了高级人才队伍建设的特点。

（三）开展情况

目前，大多数省份实行的是副高级卫生专业技术资格采取考试和评审相结合的方式，正高级卫生专业技术资格采取考试、评审、答辩相结合的方式来取得。通过高级职称考评结合的评价方式，逐步将卫生专业人员从重“两文”引导到重业绩上来。总体来说，高级考试的特点一是专业逐步细化，设置更加合理，符合岗位要求和人才梯度建设；二是范围逐渐扩大，从最初的副高参加考试到副高和正高均须参加。目前全国除了个别省市外，基本都实现了考评结合；三是关注度日益增加，成绩效用从参考要素转化为参评要素，伴随的是用人单位、晋升人员对考试的认同度和重视度的逐步增强；四是组织考试部门更加专业化，从原有省级人事、卫生等相关行政部门自行组织专家委员会命制试题，转化为现在基本由第三方评价机构提供考试服务的模式，考试更加科学、公平、公正。卫生部人才交流服务中心自 2004 年起为有需求的省市提供考试技术支持服务，截止到目前，服务范围已达到 20 个省市，人数达到 20 余万人。

（四）考核内容

依据原人事部、卫生部制定的医、药、护、技及预防医学高级专业技术资格评审条件作为考试的标准条件，主要考核本专业相关知识、国内外发展现状和趋势，以及常见病、疑难病例分析，侧重考核考生的专业实践能力。其中，在医学方面，注重模拟临床病案诊治的考核；在药、护、技和预防医学方面，注重模拟工作情境的任务处理。考试范围主要涉及开考专业的三个方面：

1. 专业知识（本专业理论知识、相关专业理论知识和本专业有关的法律、法规、标准及技术规范）。

2. 学科新进展（本专业国内外发展现状和发展趋势）。

3. 专业实践能力（本专业常见病、疑难病例的诊治/常规任务、应急情况的分析处理）。

其中，专业实践能力部分的权重最大，突出了对实践能力的要求。

（五）考核形式

高级专业技术人才应该是“十”字型人才，这种人才在专业领域里既有较宽的知识面，又在某一方面有比较深入的研究，更重要的是要有创新意识。因此考试方式应灵活多样，不仅局限于笔试，还可根据实际情况，增加面试、情景测试等多种方法进行。笔试目前均采用更加符合现代考试发展趋势的人机对话考试方式，面试一般是各省通过自行组织集中评审或答辩的方式来完成。

（六）成绩效用

根据各省情况，考试成绩作为申报职称评审的要素或者参考条件之一，一部分省市采取的是成绩当年有效制，一部分采取的是成绩2年有效的政策。

第四节　其他医学考试介绍

一、事业单位公开招聘考试

（一）背景介绍

1987年，党的十三大提出了我国干部人事制度改革的构想，要改革集中统一管理的现状，建立科学分类的管理体制；事业单位在建立符合事业单位自身特点的人事管理制度方面开始了积极的探索。2000 年党中央批准下发了《深化干部人事制度改革纲要》，明确了以推行聘用制度和岗位管理为重点深化事业单位人事制度改革的方向和总体要求，2005 年人事部 6 号部长令发布了《事业单位公开招聘人员暂行规定》，明确自 2006 年起，事业单位新进人员要使用公开招聘，并对公开招聘的原则、范围、条件、程序、招聘计划、考试与考核等作出了明确规定。

随着社会主义市场经济的发展，事业单位人事制度改革逐步深化，公开招聘考试，既能约束政府在不干预的前提下加强宏观调控，又能让用人单位在遵守规则的前提下自主地选人用人。通过公开招聘考试，将优秀的人才选拔到合适的岗位，从岗位的需求出发，从人才的应用出发，改变单位知识结构，提升了整体水平。公开招聘考试的实施，有效地解决了平衡照顾和选贤任能的矛盾，同时给各类人才特别是高校毕业生，提供了双向选择的机会，通过公平竞争的方式上岗，为这种双向选择的模式提供了简便有效的平台。

（二）开展情况

1. 组织规模和形式

目前招聘考试的组织类型主要有两种：一是充分发挥用人单位的自主性，制定招聘计划，发布招聘信息，接受报名，审核报名资格，自行组织或委托第三方组织考试，政府部门采取全程督导的方式，在事前对招聘计划实行备案，对较大规模的招聘工作实施现场指导和监督，对招聘工作事后进行审查；二是由市（县）级或由省级行政部门，对各用人单位、各地市的岗位需求进行统筹，汇总分析、认真审查用人信息，下达用人计划，确定相应的招聘方案，在明确招聘的岗位、条件、时间、人数、办法和程序后，制定公开招聘简章，并统一通过新闻媒体或者人事网站向社会发布。考试一般委托第三方命题，在同一时间内统一组织考试，统一发布成绩和公示，考试的全程接受纪检监察部门的监督，每个环节公布结果，接受考生、公众、媒体等社会各界的监督。

2. 招聘对象

招聘对象一般为符合招聘基本条件的，具有一定专业背景的大专以上应届毕业生、企业单位职工及人事代理人员。部分特定的岗位要求有硕士以上学历，或要求有特定的专业或工作经历。医疗卫生机构的公开招聘考试一般多见于各类医院，招聘卫生专业技术人员、行政管理人员以及工勤人员等。

3. 专业设置原则和类别

事业单位招聘以管理、专业技术人员和工勤人员为主，专业设置的原则为：一是要具备较高的政治理论素质和基本的管理能力；二是要强调较高的专业知识和工作技能；三是要考虑应聘人员未来职业发展的需求，选拔出基础扎实、具有较宽知识面、可塑性强的潜在性人才，学科设置宜粗不宜细；四是要结合用人单位及招聘岗位的实际需求，特别是对于有专业技术要求或相关工作经验要求的岗位，考试应能够考察出应聘人员的实际工作能力，考试方案设计要以能力为导向，命题内容要更加贴近工作实际。

根据专业设置的几个原则，可以在专业能力的考核前，设置公共科目的考试，类似于测试国家公务员和机关人员的公共知识和基本技能；专业知识的考核是以二级学科的内容为主，兼顾部分的三级学科及特殊专业需求。在专业技术人员方面，主要有临床医学、中医、口腔、药学、影像学、检验技术、病理技术等，辅以个别的儿科、妇产科等三级学科内容；管理类以卫生管理、医院管理为主；在工勤人员的考核方面，则侧重于财会、计算机、病案信息类人才的选拔。

4. 考试的方式和时间

事业单位公开招聘考试具有类型多、层次多、情况各异的特点，考试方式灵活多样，不仅有笔试，还要根据实际情况，采取结构化（半结构化）面试、情景测试等多种方法进行。笔试也不单局限于传统的纸笔考试，也有更加符合现代考试发展趋势的人机对话考试方式。

卫生部人才交流服务中心自 2007 年起为有需求的事业单位公开招聘考试提供考试技术支持服务，建立了临床医学、护理、药学等 17 个专业的题库，结合各地需求，尽可能统一考试时间，一般集中在下半年 9 月份以后、上半年 3 月份之前，应届毕业生求职较为集中的一个时间段内，大多数是一至两次，或由省级行政部门分级分层的多次举行。

5. 卫生部人才交流服务中心提供考试服务的各地开展情况

自 2006 年以来，各地陆续开始采用公开招聘考试的方式为事业单位选拔人才，总体来说，近年来招聘考试的特点是范围由点到面、逐步扩大，人数由少到多、层次趋高，规模由小到大、操作规范，关注由弱到强、日益增加。其中有些是由省级人事、卫生等相关行政部门组织，例如江苏、山西、江西等省，在全省范围内统一组织考试，每年举行 1 ~ 3 次不等，人数从几千到上万不等；有些是由市（县、区）级行政部门组织，例如北京市丰台区、黑龙江逊克县、甘肃省天水市等，在辖区范围内统一组织考试，每年 1 次，人数从几百到上千不等；还有些个别的医院，例如空军总医院、北京妇产医院等，则是由单位根据自身需求自行组织考试，每年 1 ~ 2 次，人数从几十人到几百不等。考试结束后，行政部门或用人单位按照一定的比例划定合格线，确定并公示参加面试的人员，再从面试者中选拔出成绩优异者。

（三）存在的问题和改进的方向

1. 创建信息平台，提高招聘工作的便利性和透明度

目前大多数招聘信息的传播面较窄，信息往往仅在当地少量媒体和用人单位及其行政主管部门的网站上进行发布，受众范围小，发布渠道较为单一，不但影响招聘效果，导致了求职者获取信息机会和信息量的不均等，造成了不公平竞争，不利于人才的社会化，而且招聘过程也容易受到社会质疑。因此要充分利用第三方评价机构的网络信息技术手段，为招考单位和报名考生、特别是异地考生提供最大程度的便利。如开通全国范围内的信息发布、网上报名、网上打印准考证、网上信息查询等服务，不但能够缩短工作周期，而且能够较好地实现招聘工作程序的透明化。

2. 依靠专业的考试机构，创新考试方式

目前仍然有部分地区用一张试卷对不同类型的人员进行考试甄别，或是在考试科目、内容设置等方面随意性较大，无法保证考试的科学性；而且招聘人数少、专业复杂、组织经验欠缺，考试成本高，资源浪费较大。因此，委托专业的考试机构根据岗位的实际需求进行科学的考试设计，规范专业设置，这样既保证了命题的质量，杜绝命题环节中的泄密问题，从源头保证了事业单位公开招聘的公平公正性，同时也能降低命题成本，减轻用人单位的负担。

另外，鉴于事业单位岗位分类复杂、专业划分繁多、测评需求庞杂的实际情况，应以能力为导向，充分考虑不同用人单位的特点，从笔试、面试为主流的传统思路，逐步过渡到测评工作的新方式上来。建议采取先简后繁、试点推行的方法，以事业单位管理、专业技术和工勤岗位三类人员基本能力素质为基础，搭建事业单位新进人员胜任特征的测评框架，并探索采用各种胜任力测评、心理测量技术、评价中心技术等来作为评价手段的重要补充。

3. 严格招聘考试程序，提高工作的规范性

要保证公开招考程序的公正，行政部门要充分发挥监督职能，制定更加明确可执行的操作性规范，从计划的制定，信息的发布，报考资格的审查，到考试、面试、考核和聘用，环环相扣，步步紧挨，每个环节都要有严格的要求。特别是对于容易出纰漏的资格审核、命题、面试考官选择、分数管理环节，应确保按照既定的程序和严格的规程运作，才能真正体现招聘考试的透明公开，实现用人唯才的目标。

二、乡镇卫生院招聘执业医师考试

（一）背景介绍

2008 年 5 月，卫生部财政部下发了《关于开展乡镇卫生院招聘执业医师试点工作的指导意见》的通知（卫人发（2008）26 号），自 2007 年度起在安徽、江西、湖北、湖南、重庆、四川、甘肃、新疆等 8 个省（区、市）的贫困县开展试点，共计招聘 1000 名执业医师。鼓励东部省份自行试点。在不断总结试点工作的基础上，逐步将试点范围扩大到其他省（区、市）。2008 ~ 2011 年招聘人数和试点地区，每年根据各地申请及乡镇卫生院人员结构等情况另行确定。

根据文件精神，卫生部、财政部研究制定指导意见和相关标准规范，进行监督指导检查，安排中央财政补助经费。省级卫生、财政部门负责制定本地区的具体实施方案和办法，组织实施招聘工作。

（二）组织实施

卫生部成立全国“乡镇卫生院招聘执业医师”试点工作办公

室（以下简称全国试点工作办公室），各省级试点工作办公室负责组织研究确定本省（区、市）的招聘岗位和数量，并上报全国试点工作办公室。全国试点工作办公室根据各省级试点工作办公室上报的符合招聘条件的乡镇卫生院数量、岗位需求情况和年度招聘计划，确定各试点省（区、市）招聘执业医师的计划指标。

招聘工作由省级试点工作办公室负责，按下列程序进行：①公布需求；②自愿报名；③资格审查；④考试考核；⑤体检；⑥签订合同；⑦岗前培训；⑧注册上岗。考试或考核等招聘选拔办法由各省级试点工作办公室应根据本地情况制订，并对选拔组织形式、应聘人员的资格条件等提出具体要求。

（三）招聘对象和条件

1. 必须具有执业医师资格。

2. 具备良好的政治素质、思想品德和职业道德，有较强的事业心、责任心和愿意为农村卫生事业发展作贡献的决心。

3. 身体健康。

乡镇卫生院在职人员和在村级卫生机构工作的执业医师不列入招聘范围。

（四）专业设置原则和类别

主要遵循三个原则：一是具备执业医师的知识技能水平；二是强调应聘人员的临床实践能力和资格条件；三是充分考虑受聘执业医师在乡镇卫生院工作内容较为广泛的因素，要在考核医学基础知识、临床技能、病案分析的基础上，加入部分健康教育、疾病控制、妇幼保健、计划免疫、应急方面等内容。开考专业的设置基本与执业医师考试一致，分为临床、中医、中西医结合、口腔、公共卫生等专业。

（五）考试方式

考试一般采取笔试和面试的方式进行。由省级试点工作办公室公布招聘需求，组织报名和资格审查，自行命题或者委托卫生部人才交流服务中心等第三方评价机构提供相应测评服务。笔试可采取纸笔或人机对话的方式进行，笔试结束后按招聘的比例划定合格线，确定并公示参加面试的人员，再从面试者中选拔出成绩优异者。

自项目实施以来，各试点地区积极行动，相关部门密切配合，制定了具体的实施方案和办法，认真组织实施招聘工作。2007 年在安徽等 8 个省（区、市）招聘 1000 名执业医师，2008 年度在河北等 11 个省（区、市）新增招聘 500 名，2009 年度在山西等 16 个省（区、市）新增招聘 1000 名。目前，已总计为 19 个省（区、市）招聘 2500 名执业医师。经过考核受聘的执业医师深受当地群众欢迎，为解决基层群众看病就医问题发挥了重要作用，也为边远农村吸引人才积累了一定的经验。

三、住院医师规范化培训后考核

（一）背景介绍

我国的住院医师培训始于 1921 年的协和医学院的“24 小时住院医师负责制和总住院医师负责制”。20 世纪 80 年代起，卫生部从部分大学附属医院开始试点住院医师培训工作，此后试点范围逐步扩大，1993 年卫生部颁发《临床住院医师规范化培训试行办法》、1995 年颁发《临床住院医师规范化培训大纲》，至此，我国的住院医师规范化培训工作开始进入快速发展阶段，在提高临床医师队伍素质、保障医疗质量方面起到了重要作用。

2004 年，卫生部在财政部和教育部的支持下启动了《建立我国专科医师培训和准入制度》课题，在全国范围内组织专家开展了历时三年的专题研究，提出“3 + X”阶段性培训模式。在课题研究的基础上，2006 年 2 月，卫生部办公厅印发了《关于开展专科医师培训试点工作的通知》，出台《卫生部专科医师培训基地认定管理办法》、《卫生部专科医师培养标准总则》等配套文件，在全国范围内开展专科医师培训试点工作，组织了住院医师规范化培训试点基地实地评审，公布了全国12个省（区、市）100家医院的605个住院医师培训基地。

2009年3月中共中央国务院印发的《关于深化医药卫生体制改革的意见》中明确提出要“建立住院医师规范化培训制度”。2010年6月，中共中央国务院印发的《国家中长期人才发展规划纲要（2010－2020年）》再次提出要“开展住院医师规范化培训工作”，为从国家层面建立统一的住院医师规范化培训制度提供了良好的机遇。

（二）组织实施

截至目前，有27个省级行政区启动了本区域的住院医师规范化培训，其中22个启动了全科医师规范化培训。各省（区、市）住院医师规范化培训组织管理工作是在执行国家统一政策的基础上，结合本地经济社会发展状况和卫生发展的实际需要，制定了一系列地方政策和管理规范，一般都是由各地卫生行政部门实行统一管理。北京市、天津市、广东省、福建省、浙江省、四川省等是由毕业后医学教育委员会或继续医学教育委员会等机构在省卫生厅领导下，负责组织、指导、协调和管理全省住院医师规范化培训工作。上海市、河北省、辽宁省、山东省则专门成立了组织管理住院医师规范化培训的机构。

培训考核分为日常考核、出科轮转考核、年度考核和结业考核。其中，日常考核、出科轮转考核、年度考核由培训医院自行组织，结业综合考核由省/市联席会议/毕教委办公室委托协会/学会统一组织，考核结果作为取得住院医师规范化培训合格证书的依据。根据卫生部、原人事部下发关于印发《临床医学专业技术资格考试暂行规定》的通知（卫人发〔2000〕462号），已实施住院医师规范化培训的医疗机构的医师须取得培训合格证书后，方能报考中级资格。

（三）考核对象

具有专科或本科及以上学历、拟在当地从事临床工作并按要求接受规范化培训后的医学专业毕业生，在取得培训合格证书前必须参加并通过考核。

（四）专业设置原则和类别

住院医师规范化培训的日常、出科轮转、年度考核主要考核医师的医德医风、医疗质量、工作态度、业务水平、继续教育课程的参加情况等；各省（区、市）统一组织的结业综合考核一般分为公共科目和专业科目考试，可根据本辖区内的住院医师规范化培训开展情况，制定考核的方案和内容。

根据培训的大纲要求，一般情况下，公开科目考试是检验基本知识、基本理论，内容包括系统解剖学、生理学、生物化学、病理学、病理生理学、医学微生物学与免疫学、药理学、医学统计学等。根据“3+X”的培训模式，专业科目的考试分为两个阶段，第一阶段培训完成后考核的是内科、外科、妇产科、儿科、急诊科、神经内科、皮肤性病科、眼科、耳鼻咽喉科、精神科、儿外科、康复医学科、麻醉科、医学影像科、医学检验科、病理科、口腔科、全科医学及中医内科、中医外科、中医妇科、中医儿科、中医针灸推拿、中医五官科、中医骨伤和中医全科等二级学科内容，第二阶段培训完成后考核的是二级和部分三级学科内容，如心血管内科、呼吸内科、消化内科、普通外科、神经外科、心胸外科等。卫生部人才交流服务中心自2007年起为广西、江苏等省的住院医师规范化培训提供分阶段专业科目考试服务，并根据卫生部发布的培训大纲建立起住院医师规范化培训考核的题库。目前已为数万考生提供了考试服务。

此外，部分省市（如江苏省）还加入了临床技能的考核，采用多站式考核的模式（OSCE），分阶段从接诊患者、基本技能操作、辅助检查读片和报告分析等方面进行评价，重点考核考生的临床思维和技能。

通过公共科目考试和专业科目考试，一方面可以督促住院医师在接受培训时由被动向主动发展，不断巩固和深化所学知识，完善医学知识的系统化、全面化；另一方面还可以评价住院医师在经过培训后，是否具有独自承担医疗工作和能力，为医院鉴定、选拔人才，评定优秀住院医师提供了公平、合理的依据。

（陈　琼　侯　鑫　朱爱明　张　蕾　张学高）

参考文献

[1] 黎继军. 事业单位公开招聘中的问题探讨 [J]. 中国人事报, 2003. 6. 24.

[2] 黎颖. 事业单位公开招聘考试探讨 [J]. 才智, 2010. 4.

[3] 汪择. 事业单位实行公开招聘的实践与思考 [J]. 人才资源开发, 2008. 12.

[4] 刘吉斌. 事业单位公开招聘工作的实践与思考 [J]. 人才资源开发, 2008. 10.

[5] 孙庆毅. 探究住院医师规范化培训的考核结构与功能 [J]. 西部医学, 2007. 9.

第三章
我国医学考试客观型题的分类与命题技术

第一节　题型分类

医学考试以其具有的检验、甄别、评价功能而被广泛应用于卫生人才评价各领域。大家都知道，有效的考试取决于多方面的条件，在明确了考试目的、考试内容、考试方法之后，如何结合行业特点和岗位要求，选择适合医学考试的试题类型即显得非常重要，这对于反映考生知识和技能掌握及熟练的真实程度具有重要作用，所以考试命题专家在编制试卷选择题型时，应充分了解不同题型的特点、题型功能以及适用范围。

目前，医学考试题型类别众多，结构复杂，而且功能有别、适用范围各异。若按应答的方式及评分手段的性质分类，可以分为主观性试题和客观性试题两大类。客观性试题因评分客观而得名，一般来说，这种试题易于评分，评分过程可以完全克服主观因素影响。选择题是客观性试题中比较典型的一种题型，目前在各类医学考试中最为通用，鉴于它在标准化考试中发挥的重要作用，我们有必要正确认识和科学把握这类题型的测试功能以及适用范围，这是现代考试优化试卷结构和实现高信度与高效度的基本前提。

一、选择题概述

（一）选择题的发展

以选择题为代表的客观题是伴随着美国的标准化考试而逐渐发展起来的，自 20 世纪 40 年代末，随着考试技术手段的不断更新，考试设计、实施、结果评价科学化、规范化、客观化的意识日趋增强，追求考试的标准化逐步成为考试模式变革的基本取向，从而促进了客观性试题的快速发展。尤其是进入 20 世纪 90 年代末，美国政府颁布了一系列的法令，试图建立全国统一的课程标准，进行标准化测试以提高教育质量和效益，标准化考试在美国受到了前所未有的重视和更为广泛的应用。客观题尤其是选择题基本上成为各种考试的主要题型，甚至许多考试完全由客观题组成。

受到西方考试科学化浪潮的影响，客观试题在我国各种考试中的使用情况也在不同时期显示出了不同特点。庄美金在其硕士论文中的分析显示，从 1987 年起，我国高考各科考试大量采用客观性试题，并基本呈逐年递增的趋势。

（二）选择题和标准化考试

1. 选择题的特点

（1）信度高　试题的信度可以从两个方面来评价：不同评分者的判断对评分结果影响的大小；同样考生面对不同案例其表现

水平的平稳连贯性。选择题在这两方面都表现出独有的高信度：一方面，其答案唯一，又可采用机器阅卷，受主观因素影响非常小；另一方面，同一医护人员在不同方面的知识熟练度不均等，他们在现实工作中面对不同案例也不可能表现出完全一致的水准，因此测试知识面的广度和案例选择范围的大小直接影响到考试是否可以准确全面地提供评价，选择题与主观题相比更能做到在有限时间内对大范围的知识进行测试。英美学者（Wass 等，2001）曾经对多种题型在测试临床知识和能力上做过信度测试，同样四个小时的测试时间，不同题型表现出不同信度，其中选择题信度最高，其他题型有短篇论述题、病例简答题、答辩题、非标准真实病人的诊断、临床多站点等等。

（2）效度高　效度是指试题是否能够测试到我们欲测试的知识和能力。选择题可以对大范围知识进行测试的特性提供了一个很好的条件，但同时也提醒我们，命题的内容同样对效度有很大的影响（如，是否按照设计的大纲范围出题；是否按照知识点比例出题；考查实践能力时，我们是否采用了案例分析题，而不是概念题等）。同时，如果我们的试题确实能够考查考生综合应用知识分析问题、解决问题的能力，也避免了考生凭借临时死记硬背却可以在考场上拿高分的现象，换句话说，有效的试题可以防止“临阵磨枪，不快也光”，而是鼓励日常工作中知识与实践经验的积累——“台上三分钟，台下十年功”。

（3）测试题的难度易于控制　无论是单选题、多选题、共用题干单选题，还是案例分析题，它们具有选择题共同的优点，当然也有自己的特性。例如单选题难度相对低，可以有效考查基本知识和理论；多选题和案例分析题，难度大，凭猜测答对的几率很小，对考生掌握知识、应用知识的能力要求更高，其区分度也更高。几种题型中，案例分析题的实践性最强，它的不可逆性更接近现实诊断情景，对考生短时间内的判断力是一种挑战。由于选择题考查知识面广、考查知识点的深度和难度易于控制，可以从试题的广度和深度两个方面满足测试目标和要求。因此，可以通过改变这几种题型在试卷中所占的比例，作为调整试题难度其中的一种途径。

（4）阅卷方便快捷，结果客观公正　采用选择题，考后阅卷评分更加快速，能避免主观因素的影响，最大限度地减少了评分误差，比较真实客观地反映考生的实际水平，从而可以给考生、用人单位、命题专家、考试组织部门等更及时的信息反馈，不断地改进、调整考试形式和内容，更有效的对目标进行评价。

2. 标准化考试的特点

标准化考试是按照系统的科学程序组织的具有统一标准的、并对误差作了严格控制的考试。具体包括试题编制的标准化，施测过程的标准化，评分记分的标准化，分数合成的标准化以及分数解释的标准化等。

标准化考试具备以下三个特性。

（1）可靠性　可靠性又称作信度，指的是考试分数的稳定性与一致性。对同一群学生实施同一个考试，在考生知识、能力水平未变的情况下，多次考试结果应该稳定、一致，否则便不可信。标准化考试都要求有较高的信度，并采用一定的统计指标进行教育测量来估计。

（2）有效性　有效性又称作效度，指的是一次考试是否测到了所要测的东西，是否达到了测量目的。一个考试对它所要测量的东西测量得越正确，便越有效。标准化考试必须有较高的效度，这是衡量考试质量的主要指标。

（3）实用性　实用性指考试是否易于实施，是否省时，是否易于评分，分数是否容易解释，是否有复本可用（再测用和复本信度测试等需要），以及是否省钱等。标准化考试在保证有效可信的前提下，还具有方便实用的特性。

3. 选择题在标准化考试中的应用

鉴于选择题的特点与标准化考试的特征完全匹配，故现代标准化考试，尤其是大规模的医学统一考试，例如卫生专业技术资格考试，选择题已经成为试题组卷的重要题型，既保证了知识点有较大的覆盖面，又能有效的对试题难度进行控制，在实现诸多资格考试目的方面发挥了重要作用。

4. 关于选择题的批评和争论

选择题从开始出现，就有来自考试机构、命题管理人员、考试测量学专家、考试教育学专家等方面的褒扬、批评和质疑，也正是在这些不断的争论中，随着计算机技术的不断发展变革，选择题使用的规模和范围不断增大，功能也在不断完善。

（1）很多专家认为客观题不能测试出学生的综合能力。选择题考查功能有一定的局限性，不宜考查学生以发散思维为特征的独特反应，如创造性思维能力，组织并应用材料的能力，语言表达能力以及较高层次的逻辑推理能力，以及较复杂的分析综合、计算能力，此类相关能力只能通过论述题等主观试题加以考查。例如，美国考试以注重效益和考试信度而著称，特别强调测验标准化的美国教育考试服务中心（ETS）一直以选择题为主要题型，但他们也发现，对考查学生的创造能力、表达能力和求异思维确实具有局限性。

（2）很多专家认为选择题在一定程度上不能真实反映考生真实水平。他们认为，选择题在一定程度上鼓励考生运用猜测及应试技巧得分，学生在答题的过程中怀着一定的侥幸心理，如果遇到不会、或是没有把握的题就去“蒙”，这种现象无法在技术和统计上进行完全控制，这是客观题的天然缺陷。也就是说，测试结果不一定就是学生的真实水平。另外，应试教育带来的不良后果之一就是针对以选择题为主的考试调整教学计划以及传授应试技巧。

（3）许多专家认为选择题会导致过分追求客观化目标。为了追求试题的客观化，司法考试中甚至将一个案例分析题变成若干个选择题的组合的现象。对这个客观化目标的过分追求正在导致主观题的异化，答案的标准化和模式化把本来是一种便于学生自由理解、充分发挥的题型，推向了呆滞死板、牵强附会、东拉西扯的死胡同，这就是所谓的“主观题的客观化”。

所以，我们要既要注意防止“主观题客观化”的趋势改变其他题型尤其是主观题的设计初衷，摒弃无益的生搬硬套“客观化”，另一方面，从信息加工的角度来讲，由于给出了正确选项，主要考查的是在几个选项中对正确知识的再认，但如今的选择题，已经不仅仅限于再认，一道好的选择题同样可能会考查到理解、分析、综合、评价的内容。

二、选择题题型介绍

医学考试中，具有代表性的选择题类型有单选题（A1 、A2 型题）、共用题干单选题（A3 、A4 型题）、配伍选择题（B1、B2 型题）、多选题（K 、X 型题）及案例分析题等，其中常用的是 A1 型题、A2 型题、B1 型题、X 型题、案例分析题。对于每种题型，我们必须关注试题本身所具有的相关属性，也就是说任何一道试题都具有一系列描述性的参数和特征，包括题号、知识点、命题人、难度、区分度、评分标准、出处、备选答案选择率、命题人、使用记录等，常用的参数有知识点、难度和区分度等。

（一）单项选择题

单项选择题是考试的主要题型之一，目的是检验学生对所学知识的掌握程度和辨别分析能力。题干在情境设计和设问上多种多样，备选答案往往似是而非，迷惑性强，稍一疏忽，就会选错。

单项选择题由一个题干和四个或五个选项组成，题干在前，选项在后。选项中只有一个为正确答案，其余均为干扰答案。干扰答案可以部分正确或完全不正确，考生在回答本题型时需对选项进行比较，找出最佳的或最恰当的选项，排除似乎有道理而不恰当的选项。在医学考试中，单项选择题的类型常见的有单句型最佳选择题（A1 型题）和病历摘要型最佳选择题（A2 型题）。

单句型最佳选择题以简明扼要的提出问题为特点，考查考生对单个知识点的掌握情况。命制此题型过程中应避免为追求题干简短而删减过多有用信息，造成题干描述不清。

病历摘要型最佳选择题以叙述一段简要病历为特点，考查考生的分析判断能力。命制此题型过程中应避免所给病历与题干相互脱节。

1. 举例说明

（1）A1 型题

【例题 1】小儿尿路感染最常见的致病菌是

A. 变形杆菌

B. 大肠杆菌

C. 绿脓杆菌

D. 肠链球菌

E. 结核杆菌

答案：B

（2）A2 型题

【例题 2】患者男，30 岁。近 4 年来经常间发四肢关节疼痛，近来感乏力、纳差、心悸、气促。肝在肋下 2.5cm 触及，轻触痛。查血红蛋白 97g/L，尿蛋白（+）；双下肢轻度水肿。最可能的原因是

A. 肝硬化

B. 急性肾炎

C. 主动脉瓣狭窄致左心衰

D. 二尖瓣狭窄致右心衰

E. 营养不良

答案：D

2. 优缺点

（1）优点

①客观性。由于单项选择题答案唯一，避免了阅卷人主观意愿的影响，最大限度地减少了评分误差，能比较真实客观地反映考生的实际水平。

②广泛性。单项选择题提问方式多样，知识点覆盖面广，有利于评价考生的知识范围以及理解、分析、认知问题的能力。

③能够同时适应于纸笔考试和计算机考试方式。

④相对于其他题型，命制难度较低。

（2）缺点　不易于深层次考查考生综合应用知识的能力。

（二）共用题干单选题

共用题干单选题可分为病历组型最佳选择题（A3 型题）和病历串型最佳选择题（A4 型题）。

病历组型最佳选择题（A3 型题）以叙述一个以患者为中心的临床情景，针对相关情景提出测试要点不同的、2～3 个相互独立的问题为特点，考查考生临床处理问题能力。命制此题型过程

中应避免题干间的相互提示。

病历串型最佳选择题（A4 型题）以叙述一个以单一病人或家庭为中心的临床情景，拟出 4～6 个相互独立的问题，问题可随病情的发展逐步增加部分新信息，以考查临床综合能力。命制此题型过程中，新增信息可以为虚拟的与临床情景没有联系的信息，应避免题干间的相互提示。

与单项选择题一样，共用题干单选题不管题型怎样变化，关键是只选一项。这一项或是“最佳项”，或是“唯一项”。每个独立问题由一个题干和四个或五个选项组成，题干在前，选项在后。选项中只有一个为正确答案，其余均为干扰答案。干扰答案可以部分正确或完全不正确，考生在回答本题型时需对选项进行比较，找出最佳的或最恰当的选项，排除似乎有道理而不是最恰当的选项。

1. 举例说明

（1）A3 型题

【例题 3】（1～2 题共用题干）患者女，24 岁。尿频、尿急、尿痛 3 个月。多种抗生素治疗不见好转，尿常规可见多个红、白细胞，最近患者症状加重，伴有尿失禁出现。

1. 此患者最可能的临床诊断是

A. 急性膀胱炎

B. 慢性膀胱炎

C. 腺性膀胱炎

D. 间质性膀胱炎

E. 泌尿系结核

答案：E

2. 此患者尿失禁属于

A. 精神性尿失禁
B. 压力性尿失禁
C. 急迫性尿失禁
D. 充盈性尿失禁
E. 真性尿失禁
答案：C

（2）A4 型题

【例题 4】（1～5 题共用题干）患者男，63 岁。确诊慢性阻塞性肺病近 10 年，因呼吸困难一直需要家人护理和照顾起居。今晨起大便时突然气急显著加重，伴胸痛，送来急诊。

1. 采集病史时应特别注意询问
A. 胸痛部位、性质和伴随症状
B. 冠心病、心绞痛病史
C. 吸烟史
D. 近斯胸部 X 线检查情况
E. 近期服药史如支气管舒张剂、抗生素
答案：A

2. 体检重点应是
A. 肺下界位置及肺下界移动度
B. 肺部啰音
C. 病理性支气管呼吸音
D. 胸部叩诊音及呼吸音的双侧比较
E. 颈动脉充盈
答案：D

3. 确诊最有价值的辅助检查是
A. B 型超声显像

B. 心电图

C. X 线透视或摄片

D. MRI

E. 核素肺扫描

答案：C

4. ［假设信息］经检查确诊肺气肿并发左侧自发性气胸，其治疗拟选择胸腔插管水封瓶引流，尽快使肺复张。主要达到的目的是

A. 维护已经严重受损的肺功能，防止呼吸衰竭

B. 缩短住院时间

C. 防止形成慢性气胸

D. 防止胸腔继发感染

E. 防止循环系统受扰和引起并发症

答案：A

5. ［假设信息］已有检查仍不能证明气胸。尚需考虑可能的诊断是

A. 肺炎

B. 心绞痛

C. ARDS

D. 肺栓塞

E. 急性肺水肿

答案：D

2. 优缺点

（1）优点

①答案的唯一性。避免了阅卷人主观意愿的影响，最大限度地减少了评分误差，能比较真实客观地反映考生的实际水平。

②逻辑性和顺序性。共用题干单选题以一段病历摘要为核

心，每个独立问题前后具有逻辑性和顺序性，能够较好的模拟临床情景。

③相对于单项选择题、配伍选择题和多选题，对考生综合应用知识的能力要求更高。

（2）缺点

①相对于单项选择题，命制难度较高。

②由于每个独立问题的逻辑性和顺序性的要求，比较适合应用于不可回退答题的计算机考试，如应用在纸笔考试中，需避免前后提示，命制难度更高。

（三）配伍选择题

1. 最佳配伍题（B1 型题）

配伍选择题由 2 ~3 个题干和 5 个选项组成，选项在前，题干在后。一组题干共用上述 5 个选项，且每个题干对应一个正确的选项，选项可以重复选择或不选。需要注意的是，应当保证题干之间、选项之间的同质性，否则将变成单项选择题的简单叠加，失去配伍选择题本来的意义。

【例题 5】（1 ~3 题共用备选答案）

A. 卡介苗

B. 百白破三联疫苗

C. 脊髓灰质炎疫苗

D. 乙型脑炎疫苗

E. 麻疹疫苗

1. 小儿出生时应接种

2. 2 个月小儿应接种

3. 3 ~6 个月小儿应接种

答案：1. A　2. C　3. B

2. 扩展最佳配伍题（B2 型题）

配伍选择题由 2～3 个题干和 5 个以上（不含 5 个）选项组成，选项在前，题干在后。B2 型题与 B1 型题的不同之处是选项数目增加，为 5 个以上。

【例题 6】（1～2 题共用备选答案）

A. 加用激素治疗

B. 输血

C. 局部制动

D. 钻孔引流

E. 病灶清除术

F. 摘除死骨肌瓣填塞

G. 摘除死骨 orr′s 疗法

H. 摘除死骨闭合冲洗

I. 加大抗生素剂量

J. 石膏固定，局部换药，继用抗生素

1. 患儿男，8 岁。一个月前上臂肿胀，疼痛伴发热，抗生素治疗不好转，于上臂下段形成脓肿并穿破。X 线可见右肱骨全段死骨，周围有薄层新生包壳尚不完整。最佳治疗方案是

2. 患儿男，5 岁。一周前左小腿剧烈疼痛，体温 39.4℃，局部红肿，明显压痛。经大剂量抗生素治疗 3 天，未见明确疗效。X 线摄片见胫骨干骺端骨密度变低。最佳治疗方案是

答案：1. F　2. D

3. 优缺点

（1）优点

①答案的唯一性，避免了阅卷人主观意愿的影响，最大限度

地减少了评分误差，能比较真实客观地反映考生的实际水平。

②题干间及选项间的同质性决定了配伍选择题相对于单项选择题对考生有着更好的干扰和迷惑性，提高了试题难度。

③知识点的广泛性。与单项选择题一样，提问方式多样，知识点覆盖面广，有利于评价考生的知识范围以及理解、分析、认知问题的能力。

④能够同时适应于纸笔考试和计算机考试方式。

⑤相对于共用题干单选题和案例分析题，命制难度较低。

（2）缺点　不易于深层次考查考生综合应用知识的能力。

（四）多项选择题

多项选择题，又称多选题，是一种正确选项数目通常多于1个的选择题题型。正确选项个数只能多于1个，为狭义的多选题；正确选项个数可能为1个或多个时，为广义的多选题（不定项选择题）。

1. X 型题

在医学考试中，通常采用狭义的多选题，由一个题干和5个选项组成，题干在前，选项在后。选项中有2～5个正确答案，其余选项为干扰答案。

虽然与单项选择题一样，同为客观性命题，但无论在答题的难度上，还是在能力层次要求上，都要难得多。主要表现在：一、多项选择题所给的5个备选答案中，正确答案的数量是不确定的，从2个到5个都有可能，不易选对；二、多项选择题得分的标准，在5个备选的答案中，必须把符合题干要求的全部正确答案选出来才能得分，多选、少选、错选均不能得分；三、多项选择题所列出的5个备选答案，往往在内容上相似、相近、真真假假，给考生辨别、判断带来困难；四、从以往的考试成绩来看，多项选择题的得分率相对较低。

【例题7】与幽门螺杆菌感染相关的疾病是

A. 反流性食管炎　　B. 萎缩性胃炎
C. 十二指肠溃疡复发　　D. 胃淋巴瘤
E. 胃平滑肌瘤
答案：BCD

2. K 型题

包括一个题干和 4 个选项，其中有一个或多个是正确的。答案是按照组合的形式给出的，正确答案可以是 1 个，也可以是多个。

【例题 8】一名风湿热急性发作的儿童通常有
（1）血沉加快
（2）P－R 间期延长
（3）抗链“O”水平升高
（4）皮下结节
A. （1）（2）（3）　　B. （1）（3）
C. （2）（4）　　D. （4）
E. （1）（2）（3）（4）
答案：A

3. 优缺点

（1）优点

①正确选项的不唯一性。与单项选择题相比，同样知识点覆盖面广，但却增加了同类知识点考查的深度和难度。

②能够同时适应于纸笔考试和计算机考试方式。

③相对于共用题干单选题和案例分析题，命制难度较低。

（2）缺点

①不易于深层次考查考生综合应用知识的能力。

②K 型题过于复杂，需要考生始终记住答案组合的代码。此外，答案的有限组合造成提示效应，减少了试题的区分度和

信度。

（五）案例分析题

案例分析题是一种模拟临床情境的串型不定项选择题，用以考查考生在实践工作中所应该具备的技能、思维方式和对已有医学知识的综合应用能力。侧重考查考生发现、分析、判断及其处理问题的能力，还涉及到对循证医学的了解情况。考生的答题情况在很大程度上与临床实践中的积累有关。

以临床医学专业为例，试题内容包括两个维度，一个维度是就诊的时间点（初诊、复诊、急诊和住院）；另一个维度是医生的临床任务，包括采集病史、体格检查、解释实验室检查结果、鉴别诊断、提出可能的诊断、评价病情的严重性、分析病因及发病机制、诊治措施、并发症预防及诊治、预后。

试题由一个病例和多个问题组成。开始提供一个模拟临床情景的病例，内容包括：患者的性别、年龄（诊断需要时可加上患者的职业背景）、就诊时间点、主诉、现病史、既往疾病史和有关的家族史。其中主要症状不包括需体格检查或实验室检查才可得到的信息。例如："患者女，27 岁。因腹痛、发热 3h 就诊。4h 前进食午餐（鸡蛋和牛奶），1h 后，突发腹痛，绞痛性质，伴发热。无腹泻。既往体健。"随后的问题根据临床工作的思维方式，针对不同情况下应该进行的临床任务提出。问题之间根据提供的信息可以具有一定的逻辑关系，例如前一问题干是"需要进行的体格检查是"，后一问题干是"体格检查结果可能会出现"。随着病程的进展，问题之前可以提示新的信息。

案例分析题的答题过程是不可逆的，即进入下一问后不能再返回修改上一问的答案。

案例分析题在命制时需从以下几个方面着手：

1. 案例的选择要有代表性、针对性

以卫生专业技术资格考试为例。中级卫生专业技术资格考试临床医学专业实践能力考试中，案例的选择应以本专业常见病、多发病为主；高级卫生专业技术资格考试案例的选择，应适当增加疑难病例的数量。

需要特别注意的是要考虑到全国各级医疗机构诊治条件方面的差异，无论选择的案例是否为常见病、多发病，但都应是典型病例。同时应避免把陈旧的知识作为考试内容，也不应将目前尚无定论的知识、理论或方法，特别是某一医院或学校自己制定的标准或做法作为考试内容。考查应用的主要理论、诊疗标准及操作技术方法等必须是得到公认的。此外，在病种的选择中应注意将危重急症纳入考查的范围。

在实际临床工作中，经常遇到非单病种患者。编制试题时也应选择部分非单病种病例，适当增加试题难度，以考查考生发现、分析、解决复杂问题的能力。

2. 案例分析题表述要引用必要的图像

案例分析题借助于人机对话考试方式将单纯的文字描述转化为生动的图像、图片等，更能接近临床实际的环境，更能考查考生的临床分析能力，故专家在命制案例分析题的时候应多选取临床相关的素材，如应该掌握的、必要的典型的心电图、血细胞涂片、病理切片、影像学图片；典型的体征数码照片等，通过这些图片，考查考生运用医学基础知识、专业知识发现问题、分析问题的能力。

3. 案例命制要遵循临床特点，达到真实模拟临床情境的目的

专家在命制案例分析题时，可围绕患者的病情变化、医生的诊疗活动两条主线展开。其中患者的病情变化，可按照就诊的时间、空间两个维度来描述。具体可分为几个点：门诊（包括初诊和复诊)、急诊、住院；可描述患者在不同的时间、不同的地点，病情的变化、进展。在医生的任务即诊疗活动的描述中，可包括根据病史、体格检查提供的信息进一步选择辅助检查项目、对疾病的诊断、鉴别诊断、治疗、随着病情的变化给出合理的诊疗方案、评估预后及贯穿于整个医疗活动中的伦理和法律问题等。

另外，在选项设计时，对诊治过程中的关键环节、关键方法以及可能导致严重后果的错误方法，应予以突出列入。

命制时的表现方式：

题干——主要叙述患者就诊时的主诉、现病史、既往病史，初步的体格检查，也可有初步的辅助检查。

提示——叙述病程的进展可能出现的新的症状、体征、辅助检查结果、疗效等。

问题——可包括以下几个方面：

（1）采集病史和体格检查

①解释病史，提出可能的原因。

②提出对于诊断，需进一步了解的病史、进一步的检查。

（2）辅助检查

①选择合适的常规或初步检查方法。

②了解有一定侵入性的、特殊的、有助于诊断的进一步检查。

③预测辅助检查可能出现的结果。

（3）诊断及鉴别诊断

①根据典型的症状、体征，给出初步诊断。

②根据进一步的检查，提出最可能的诊断，或依据病史、体格检查、辅助检查的结果进行鉴别诊断。

③根据病情的变化做出相应的诊断。

（4）治疗

①掌握急诊情况下应立即进行的处理。

②根据病情的变化给出患者合理的治疗方案，重点掌握本专业常见病、常见并发症、合并症的处理原则，手术的适应证、禁忌证等。

③根据实际情况，在保证诊疗效果的前提下应考虑患者的经济负担（诊疗成本）。

④掌握收住院的指征。

⑤制定合适的出院指征和出院后的综合治疗方案、疗效判断和预后（无病生存期、总生存期、随访及生活质量评价）。

⑥了解各种药物的副作用、禁忌证和药物间的相互作用。

（5）预后　评价疾病的严重性，判断患者目前的状况、预后（无病生存期、总生存期、随访及生活质量评价）或需要进一步处理的原则。

（6）法律/伦理问题

①考查医生在行医时的职业道德操守。

②明确患者知情权的范围。

③确定病危患者应了解病情的程度。

④了解患者承担义务的准则。

4. 案例的评分要考虑正确答案的权重

在临床医生的现实工作中，在常规诊疗操作规范的指导下，对于患者病情的诊断、检查、处理，有些是合理的，有些是必要的，有些是无关紧要的，但也存在不规范的处理、错误的诊断、不恰当的检查带来致命的危害。目前案例分析题的评分规则中将每个问题的选项分为三种类型：正确选项、无关选项、错误选项。

正确选项：必选的选项，选择 1 个正确选项，得 1 个得分点。正确选项中可设关键（特别重要）的选项，是正确选项中最为重要，在诊疗过程属于首要诊断、最有确诊意义的检查方法、首选治疗办法等。选择1个关键选项，得2个得分点。

无关选项：根据提问的限定，无论选择与否，对诊疗过程、病情的进展均无影响的选项。选择无关选项，既不得分，也不扣分；无关选项起干扰作用；审题时专家们有争议的选项也可归到此类中。

错误选项：错误的诊断、检查、处理、分析等不应选择的选项，每选择1个错误选项，扣1个得分点，直至本问得分为0。错误选项中可设后果非常严重的错误选项，是指可能给患者带来严重身体伤害，致残甚至致死的处理，选择该选项，扣2个得分点，直至本问得分为0。

5. 案例分析题命制的技术要求

（1）每道案例分析题应有至少3个小问，每小问应有6～12个选项（对医技科室的专业，可依据本专业特点适当调整问题数）。

（2）关键选项不应超过2项。关键选项不仅是正确选项中最为重要的，且计分权重最大，因此不宜过多。如选项之间比较不出重要程度的差别，应一律视为普通的正确选项，不设关键选项。

（3）无关选项可有可无，但应少于正确选项。由于无关选项不计分，并不能考核考试能力，在设计选项时，应尽量减少无关选项的数量，不设最好。

（4）后果非常严重的错误选项每小问最多设1项。

6. 举例说明

【例题9】共用题干：患者男，70岁。15天前受凉后出现发热，伴畏寒、咳嗽，咳黄痰，近5天出现右上腹疼痛，呼吸时加重。来院前2小时出现昏迷，大小便失禁。查体：T 39.3℃，BP 105/60 mmHg，神志不清，双侧瞳孔等大等圆，对光反应存在，口唇无发绀，颈无抵抗。呼吸 28 次/分，右下肺叩诊浊音，可闻及湿啰音，心率 104 次/分，律齐，未闻杂音，腹部查体未见异常。双侧 Babinski 征（±）。既往有糖尿病史。

问题 1：需要考虑的诊断是
1. 糖尿病酮症酸中毒
2. 糖尿病高渗性昏迷
3. 高钠血症
4. 右下肺炎
5. 右侧胸膜炎
6. 急性胰腺炎
7. 急性胃穿孔
8. 急性胆囊炎
正确选项：1，2，4，5
错误选项：3，6，7，8（其中 7 为后果非常严重错误选项）

提示：检查结果示白细胞 19.2×10^9/L，中性粒细胞 87.9%，血糖 28.6mmol/L，尿酮体（+），血钾 3.5mmol/L、钠 145mmol/L、氯 90mmol/L，胸片：右下肺团块影，可见空洞及液平，边缘模糊不清。血气分析：pH 7.24，$PaCO_2$ 27.4mmHg，PaO_2 65.0mmHg，BE −11.3mmol/L。
问题 2：对该患者的诊断是
1. 糖尿病酮症酸中毒
2. 脑出血

3. 高渗性昏迷
4. 呼吸性碱中毒
5. 急性呼吸衰竭
6. 右下肺脓肿
7. 颅内感染
8. 脑梗死

正确选项：1，6（其中1为关键选项）

错误选项：2，3，4，5，7，8

提示：床旁B超示右下胸腔积液。

问题3：随病情发展，可能出现的合并症是

1. 肺炎旁胸水
2. 肺栓塞
3. 心功能衰竭
4. 脓胸
5. 腹水胸腔渗透
6. 恶性胸水

正确选项：1，4（其中4为关键选项）

错误选项：2，3，5，6

问题4：患者出现胸腔积液，进行胸腔穿刺检查时，可能出现的胸水检查结果是

1. 胸水比重 >1.020
2. 胸水蛋白 >30 g/L
3. 胸水有核细胞数 $<300\times10^6$/L
4. 胸水 LDH <200 IU/L
5. 胸水有核细胞分类以单核为主

6. 胸水细菌培养（+）
7. 胸水葡萄糖≈血浆葡萄糖

正确选项：1，2，6

错误选项3，4，5，7

问题5：该患者主要的治疗措施包括

1. 静脉点滴胰岛素
2. 皮下注射胰岛素
3. 静脉点滴碳酸氢钠
4. 口服抗结核药物
5. 静脉点滴10%葡萄糖盐水
6. 静脉注射利尿剂
7. 物理降温
8. 联合使用抗生素
9. 静脉点滴生理盐水

正确选项：1，4，7，8，9（其中1，9为关键选项）

错误选项：2，3，4，5，6（其中5为后果非常严重错误选项）

问题6：该患者经治疗后神志清楚、血糖恢复正常，肺部感染痊愈。为明确其可能出现的糖尿病并发症，应进行的检查是

1. 电解质
2. 眼底检查
3. 尿白蛋白排泌率
4. 糖化血红蛋白

5. 血管超声
6. 脑电图
7. 肢体深感觉检查
8. 肝功能
9. 血脂
10. 腹部 CT
11. 胸片

正确选项：2，3，5，7
无关选项：1，4，9
错误选项：6，8，10，11

【例题 10】共用题干：患者男，30 岁。擦窗时不慎从三楼自家阳台跌落，20 分钟后被送入急诊室。体格检查：血压 50/20mmHg，神清，气促，面色苍白，四肢发凉，脉细弱，左侧胸压痛明显、胸廓塌陷、有骨擦感及反常呼吸征，左胸有一 2cm × 3cm 创口，可听到气体出入创口响声，左侧呼吸音消失，右侧呼吸音减低。

问题 1：根据病例摘要，可以明确的诊断是
1. 多发性肋骨骨折
2. 开放型气胸
3. 血胸
4. 张力性气胸
5. 外伤性膈疝
6. 心包填塞
7. 创伤性休克

8. 颅脑损伤

正确选项：1，2，3，7

错误选项：4，5，6，8

问题2：最紧急的处理包括

1. 快速输血输液
2. 给氧
3. 气管切开
4. 开胸探查
5. 半坐卧位
6. 左胸封闭开放性伤口
7. 气管插管
8. 镇静剂

正确选项：1，2，6（其中1，6为关键选项）

错误选项：3，4，5，7，8

问题3：询问伤情时，还应重点了解的情况是

1. 意识状况
2. 有无咯血
3. 受伤体位
4. 搬动方式
5. 伤前健康状况
6. 家族遗传病史

正确选项：1，2，3

错误选项：4，5，6

提示：患者伤后无昏迷、呕吐，曾咯血两口。查

体：瞳孔正常，颈静脉无怒张，气管右移，左胸壁少量皮下气肿。心浊音界右移，心率 120 次/分，律齐，心音弱，无杂音。腹软，无压痛，肝浊音界存在，肠鸣音存在。Hb 70g/L，仰卧位胸部 X 线照片报告为左侧中等量血胸，双肺可疑肺挫伤。

问题 4：此时，患者胸部 X 线照片的其他表现是

1. 纵隔向右移位
2. 左下胸外高内低弧形致密阴影
3. 多根多处肋骨骨折
4. 双侧膈影清晰
5. 右肺散在密度不均阴影
6. 双肺大片毛玻璃样阴影
7. 左胸可见气液平面
8. 心影增大，各弧度清晰可见

正确选项：1，3，5，7

错误选项：2，4，6，8

提示：入院第一天，经胸部加压包扎，固定浮动胸壁，左胸闭式引流，封闭胸部开放性创口及快速补足血容量后，尿量 40ml/h，但呼吸困难仍存在，呼吸 24 次/分，有时咳血痰，动脉血气分析报告：pH 7.45，$PaCO_2$ 26.3mmHg，PaO_2 67.5mmHg，BE -3mmol/L，SaO_2 94%。

问题 5：患者呼吸困难最可能的原因是

1. “连枷胸”处理不理想

2. 心包填塞
3. 呼吸性酸中毒+代谢性碱中毒
4. 血气胸未消除
5. 肺挫伤
6. 感染
7. 休克未纠正

正确选项：1，5

错误选项：2，3，4，6，7

问题6：解决呼吸困难的关键措施是

1. 肋骨断端牵引固定
2. 使用呼吸兴奋剂
3. 加快输血输液速度
4. 纠正呼吸性酸中毒
5. 心包引流
6. 使用呼吸机
7. 联合大量抗生素
8. 使用呼吸机正压通气

正确选项：1，3，4

错误选项：2，5，6，7，8（其中8为后果非常严重错误选项）

问题7：该患者确诊为肺挫伤，合理的处理措施包括

1. 尽快补充胶体液（以白蛋白为主）
2. 应用皮质激素
3. 加强抗生素

4. 应用呼吸机，但不用 PEEP
5. 定期使用两种以上呼吸兴奋剂
6. 定期肺灌洗，消除血块及分泌物
7. 超声雾化吸入

正确选项：3，7

无关选项：2

错误选项：1，4，5，6

7. 优缺点

（1）优点

①正确选项个数的不确定性，要求考生具有扎实的知识基础和良好的临床实践积累，对考查考生的临床逻辑思维具有一定的针对性。

②在卫生专业技术资格考试中，案例分析题其答题过程是不可逆的，并且有提示信息等环节的设置，在很大程度上模拟了临床诊疗情景，深层次考查考生的分析、判断和解决问题的能力。

（2）缺点

①在考查考生的思维主动性和开放性以及思维过程方面，有一定的局限性。

②相对于其他题型，命制难度较高。

三、计算机化考试对选择题的影响

1. 计算机化考试的历史及应用现状

计算机化考试研究始于 20 世纪 70 年代，直到 90 年代才是测量学理论与实践产生重大意义变化的时代。近一二十年间，随着计算机科学技术的迅速发展和测试理论的不断进步，计算机化考试开始走向成熟，并开始应用于考试的实践中。

20 世纪 70 年代，美国考试机构着手进行计算机模拟考试的研究工作，并于1983年编制出有效的模拟考试系统，当时的名称是计算机辅助考试系统。1990年8月，美国加利福尼亚、得克萨斯等十个州联合创建了各州以及各高等院校相互认可的学位证书以及相应的教学体系，从而正式拉开网络远程考试的序幕。其中比较有影响的医学考试是，美国全国医学考试委员会（NBME）组织的美国医学生临床技能考试等。

20世纪80年代开始，标准化考试和计算机化考试被认为是我国考试发展史上的一场新革命，尤其是近些年来，许多考试都开始论证实现计算机化考试的可行性，一些项目已开始了计算机化考试实践。例如卫生部卫生专业技术资格考试、全国计算机等级考试、计算机信息高新技术考试等，此外还有各院校、协会、公司等编制的种类繁多、功能多样的计算机化考试系统在我国不同的领域得到了推广应用。

2. 计算机化考试的特点及优势

随着科学技术的日新月异，尤其是现代计算机网络技术及数据库技术的发展，计算机化考试因其具有灵活性、科学性、公正性、高效性、安全性、操作性强等特点，已经成为一种以优化的题库资源为基础、以现代信息技术为手段，在考试组织、试题组卷、考场管理、成绩评判等一系列考试管理过程中均具有明显优势的新型的考试模式，能够更加有效地确保考试的客观性、公正性、实时性，具有提高管理工作效率、节约考试资源、规范考试管理、方便考生应考等传统考试不可替代的优势。

3. 计算机化考试常用的选择题题型

目前计算机化考试常用的选择题型包括单选题、多选题、共用题干单选题、配伍题、案例分析题等。

4. 计算机化考试对选择题发展的影响

（1）选择题的发展瓶颈　医学考试常用的单选题、多选题、共用题干单选题、配伍题等题型，由于试题表现形式简单，借助现代信息技术，已经实现计算机化考试。目前的瓶颈在于如何将传统的主观试题利用现代计算机技术实现客观化过程，解决传统客观题无法考查思维过程和解决实际问题的能力的问题，从而实现利用现代信息技术，将主观化的思维过程以客观化的人机对话的形式展现出来，开发能够模拟主观思维过程的客观化试题，建立以客观化试题为载体的思维过程表现形式。

（2）基于现代信息技术的新题型开发　考试题型作为考试内容及要求的载体，一直以来都是众多考试机构的研究重点之一。众所周知，考试的能力要求都是通过对题型功能的发掘实现的，没有理想的题型作为载体，考核的理念和目的将无法实现。这就是说，考试的能力要求为题型功能的研究指出了方向，而题型的发展反映了对能力要求的认识水平。因此，充分挖掘并完善传统题型的功能，利用现代测评手段，努力开发新题型就成为考试改革的内容之一。

对于医学考试，在临床实践能力考核方面，由于其具有实践性、特殊性和复杂性，采用传统的纸笔考试和病房床边考试形式存在着评价方法单一、评价不全面的问题，特别是病房床边考试的内容随意性大、评价方法的主观性强。因此，为最大限度的模拟临床情景，还原临床诊疗流程，使对医务人员临床实践技能的考核更具有针对性和有效性，各医学考试机构充分利用目前迅速发展的信息技术，不断完善现有题型，努力研发新题型，为考试的科学性、测评手段的先进性提供了有益的探索。

在医学考试中，有代表性的计算机化考试为以下两种：

计算机化模拟病例考试（Computer－based Case Simulations，CCS）：是在一种逼真的环境下通过模拟时间的推进和临床病例情境的逐步展开测量管理能力。CCS 考试具有很高的表面效度，可逼真地模拟临床环境，较好地对考生的临床诊疗思维和制订医疗决策的能力进行评价；考试侧重于评价考生解决临床问题的能力，是比其他现有的考试方法更真实、更整合地评价患者管理能力的一种考试方法。它具有完全开放式的答题过程，应试者需要主动思考如何管理患者，突出应试者的主动性和思维开放性以及诊疗行为的连续性，但操作复杂、高成本高投入、制定评分标准困难、案例编制困难。

新型案例分析题：是在模拟临床病例情境的同时，分模块逐步展开测量医生的诊疗管理行为，考查医生的临床分析、判断、解决问题的能力。大体可分为主诉与病史模块、体格检查模块，辅助检查模块，初步诊断及鉴别诊断模块、病情变化模块、治疗模块（干预模块）、最终诊断模块、预后及随访模块、理论科研模块（病因、预防、理论、新进展、科研等）、法律法规伦理及医德医风模块等。每个模块占有一定的比例，其内部答题过程体现考生思维的开放性，尤其是在诊断和治疗模块，例如治疗模块中的关键治疗措施和处置，如果应试者不下医嘱，系统在执行医嘱后，会提示严重的后果甚至患者死亡信息；在诊断模块，应试者可以进行确定诊断所需的检查项目，执行医嘱后，对检查结果进行反馈，应试者可以根据检查结果做出诊断，或者进一步检查做出诊断。它具有半开放式的答题过程，在每个模块，应试者需要主动思考如何管理患者，突出应试者的主动性和思维开放性，操作简单，制定评分标准较简单。但整个诊疗行为中，应试者思维开放性受到一定限制，投入较高，案例编制较复杂。

综上所述，一方面，选择题集中反映了客观性试题的优缺点，因此在设计和编制选择题时应扬长避短，克服这一题型的缺点，最大限度的发挥它的最佳效应和优势，提高考试的信度和效度，这既是考试理论问题，又是考试实践问题，需要我们在理论与实践相结合中加以解决。另一方面，如何借助现代计算机信息技术手段，加快主观题客观化的进程，实现考试目标、考试内容、考试设计、命题思路与计算机信息技术的完美结合，也是需要我们研究和探讨的重要内容。

总之，考试的题型设计、能力考查等是命题人员钻研和探讨的主题，但考试最核心的内容还是试题本身，如何提高试题的质量，满足不同考试目的需求，是命题人员永远都要追求的目标。

（韩　星　王　刚　张学高　胡雪聪　路　妍　徐春燕）

第二节　命题原则与技术

考试工作的整个程序从设定考试目标开始，直到对考试得到分数的效用解释，包含了大量的工作，分为不同环节。考试命题是其中最核心的环节之一，与考试的各个环节均有密切的关系。本章将先简要介绍命题工作开展之前必须完成的考试设计工作，然后说明命题工作的基本原则。

为向所有考试测量工作提供行业标准和操作指南，美国教育研究协会（American Educational Research Association）、美国心理协会（American Psychological Association）和美国国家教育测量委员会（National Council on Measurement in Education）合作出版了教育与心理测试标准（The Standards for Educational and Psychological Testing）（以下简称《标准》），以三部分，十五类共 264 条标准的形式描述了考试工作需要遵循的原则和规范。与考试设计、命题相关的规范主要是第一部分的 123 条标准。本节内容将遵循《标准》的要求。

一、从考试内容到试题：资格和水平考试

1. 测量内容的设定：基于实践过程的域定义和分析

在具体的测量内容方面，几乎所有的医学考试都被用于对医学专业技术人员专业知识和能力的测量。即回答“被试者掌握了多少特定领域的知识和技能?”，或是“被试者是否掌握了特定水平的知识和技能?”这样的问题。而在这两个问题的背后，其终极目标是要回答“被试者是否可以以特定的身份从事相关的医疗活动?”即一种无法直接测量的特质。为完成对这些问题的解释，即赋予考试分数描述和解释考试目标的能力，需要界定这些测量的内容，即“考什么内容”。与内容相关的效度证据同时也是最有能力和学绩测验中最重要的效度证据。《标准》中与之相关的标准包括 1.1、1.2、1.5。

首先是对“特定身份”和“相关医疗活动”进行定义。以卫生专业技术资格考试为例，为回答“被试是否可以以特定的身份从事相关的医疗活动?”我们首先要确定，被试者在未来的医学从业活动中会运用哪些医学知识、技能和方法?此时涉及到的问题包括：被试是以什么专业技术资格从事医疗活动?例如初级护师和主管护师（中级职称）的工作内容是不同的，其次是从事什么样的医疗活动?例如心血管内科专业和消化内科专业的被试显然会在临床工作中以不同的方式应用医学知识。因此，要使考试分数能有效的解释被试是否具备特定的专业技术资格，就有必要对不同级别、不同专业的医学人员的总体工作情况（全域 Practice Domain）进行分析。

模型中的参数：内容结构

建立模型时，需要用一组参数，或维度来对模型进行描述。在医学职业评价领域，很少有单一维度的内容模型。即使在很多

“一维”表述的考试大纲中，实际也隐含了更多的维度。例如中国临床执业医师考试大纲，在一般的疾病维度下，也有“诊断”、“治疗”、“预防”等令人联想起过程性指标的知识点划分。一般的，考试模型的描述有 2 种参数模式：任务导向型和内容导向型。我们在这里讨论任务导向型的大纲描述方式，而内容导向型则留在医学教育考试常用的模型中讨论。

任务导向型的考试大纲中的所有节点均以特定任务或任务环节来加以描述，任务可以是被明确标注起止点的某项活动如“执行静脉输液”，也可以是某种判断和思维过程，如“制订治疗方案”。例如美国操作护士（Practice/Vocational Nurse）考试的考试内容包括两个部分，其一是护理程序，包括的任务如“确定对患者照护活动的优先等级”；其二是患者需求，包含安全、有效的治疗环境；生理完整性；心理完整性；健康维护和促进四方面 16 类数百项任务，包括如“确定心血管状况的变化”这样的任务。而美国脑电图技师的考试大纲则更为明确，所有测量内容分为四类：脑电图检查操作前准备、操作中活动、操作后活动以及法律伦理内容。

由于这类大纲可以非常明确地把测量内容和实际工作联系起来，因此主要用于执业资格考试和各类水平考试。根据考试结果，可以很容易完成从分数到考生在全域中的能力的推断。因此，这类大纲最适用于实操考试的考试设计。此外，试题的基本结构，如问法、可能的备选答案列表都可以直接来自任务分析的结果和实践经验，因此具有高的内容效度。

但这类大纲也有其固有的局限性。大纲中没有说明，任务和测量所涉及的知识、技能和态度（Knowledge，Skill and Altitude，KSAs）的关系，因此对于传统的以多选题（Multiple Choice Question，MCQ）为主的客观题考试而言存在操作上的难题。命题人员有可能对命题要求茫然失措：对一个任务，如何去命制某个特定知识模块的试题？而考试专家也会在分析试卷时遇到困难：当分知识模块汇报成绩时，一组基于实践的试题如何被分解为各个知识模块的成绩？当考生发现自己某类任务能力差时，如何进行针对性的复习？

尽管有上述种种缺陷，在考试模型中引入任务参数仍然具有直接提供效度证据的明显优点。因此，多种执业资格考试和职业水平考试的考试模型都不同程度地综合进了任务因素，即采用任务×KSAs 的二维模式。如美国护士执业资格考试（NCLEX－RN）即在任务分析的基础上确定了知识模块的权重（表 3－1）。美国执业医师资格考试（United States Medical Licensure Examination，USMLE）的 STEP2 CK、STEP3 也以过程（procedures）作为考试模型的一个维度（表 3－2）。

表 3－1　NECLEX－RN 的考试框架

患者需求
2007NCLES－RN 考试计划以四项主要患者需求分类为基本构成，其中两类包含亚类
• 安全和有效的照护环境
→照护管理
→安全和感染控制
• 健康促进和维护
• 心理完整性
• 生理完整性
→基础照护和舒适
→口服药物和胃肠外治疗
→减少潜在危险
→生理适应

续表

综合过程

以下过程是护理实践中的基本过程，与上述所有患者需求分类和亚类整合。

- 护理程序：一种患者照护的科学的问题解决方法，包括评估、分析、计划、执行和评价
- 照护：护士和患者在相互尊重和信任的气氛下的互动。在这一合作环境下，护士提供鼓励、希望、支持以及同情心，以帮助实现需要的结果
- 交流和文件记录：护士与患者之间、护士与患者重要相关人之间、护士与医疗团队间的语言与非语言互动。以书面和/或电子的形式记录在照护工作中的事件和活动，以证实其可靠性、并反映执业活动的标准
- 教育/学习：促使知识、技能和态度的获取，以促进行为改变

表 3－2　USMLE 考试大纲结构

考试阶段	维度 1	维度 2
STEP 1	系统：	过程：
	40%～50% 基本原则	30%～50% 正常结构和功能
	50%～60% 各系统知识	30%～50% 异常过程
	• 血液/淋巴	15%～25% 治疗的原则
	• 神经/特殊感觉器	10%～20% 心理、文化、职业和环境因素
	• 皮肤/结缔组织	
	• 运动系统	
	• 呼吸系统	
	• 心血管系统	
	• 消化系统	
	• 肾/泌尿系统	
	• 生殖系统	
	• 内分泌系统	

续表

考试阶段	维度 1	维度 2
STEP 2CK	正常状况和疾病分类	医师任务
	正常生长发育和照护原则	15% ~20% 促进预防和健康维护
	系统和疾病类型	20% ~35% 了解疾病机制
	• 免疫系统疾病	25% ~40% 建立诊断
	• 血液和造血器官疾病	15% ~25% 应用治疗的基本原则
	• 精神疾病	
	• 神经和特殊感受器疾病	
	• 心血管疾病	
	• 呼吸系统疾病	
	• 营养和消化系统疾病	
	• 妇科疾病	
STEP 1	系统：	过程：
	• 肾、泌尿道和男性生殖系统疾病	
	• 孕产和产后疾病	
	• 皮肤和皮下组织疾病	
	• 运动系统和结缔组织疾病	
	• 内分泌和代谢疾病	
STEP 2 CS	综合临床诊疗（ICE）	
	数据采集：通过问病史和体检收集患者信息	
	• 记录：完成简要病史，汇总患者诊疗、诊断印象和初步处理	
	• 交流和人际沟通技能（CIS）询问技巧	
	• 分享信息技能	
	• 专业态度、友善	
	英语口语能力	
	在医患诊疗背景下的英语交流清晰程度	

续表

考试阶段	维度 1	维度 2
STEP 3	临床诊疗框架 20% ~30% 初步处理 50% ~60% 持续照护	医师任务 8% ~12% 获取病史、进行体检 8% ~12% 应用实验室检查和诊断性试验 15% ~25% 紧急照护 8% ~12% 建立最可能的诊断 8% ~12% 评估患者病情的严重程度 8% ~12% 科学概念和疾病机制的应用
STEP 3	临床诊疗框架	医师任务 45% ~55% 处理患者 • 健康维护 • 临床干预 • 临床治疗 • 法律和伦理问题

2. 以分数解释为核心的试卷编组和题库建设

（1）试卷编组的原则　在工作分析中，我们除了获得任务和 KSAs 的列表外，还能获取到这些节点的重要性、执行频率等参数，综合这些参数，我们可以得到每个节点的权重。当多维模型建立后，这些权重就可以汇总成为每类任务、每个知识模块的比例。此外，考试设计人员还要收集一些外部数据对这些比例进行进一步调整。如前所述，根据疾病发生率、住院率、死亡率对各系统疾病维度的权重进行校正，根据政策对相应的节点权重进行调整等。这一构成比信息在建立试卷结构和题库时有重要作用。

试卷结构（test blueprint）是指大纲中各参数在单一试卷中的

比例构成。根据效度论证的要求，试卷结构应当是测量域，即大纲所指定范围的抽样，而且该抽样必须能充分代表大纲范围的能力。“观察分数必须来自测量域的随机或代表性抽样，抽样必须足够大以控制抽样误差。”因此，最理想的试卷的结构是全大纲范围内的总体，即考察所有节点的所有内容。但这一方法既不现实也无必要。当试卷中有代表性的试题量达到一定程度时，统计学就可以保证抽样结果可以可靠地外推到考生在整个测量域的能力估计，题量过少无法保证测量结果的可靠性，题量过多则造成资源的浪费。评估这一外推可靠性的指标是考试信度。

试卷题量来自统计估计，而内容结构应当是符合测量模型结构的加权随机抽样过程。抽样的方法一般有 2 种：来自专家根据考试大纲进行主观判断抽样，和以考试模型为基础的加权随机抽样，无论哪种方法，均必须体现随机性的要求。即：按照不同节点的权重，分配不同的抽中概率，然后按照随机化的原则，在整个测量域中进行随机抽样。或是给模型中大的模块分配固定的比例，然后在模块内采用加权随机抽样的方法组成试卷。

采用加权方法的原因是：当一个节点非常重要时，它应当有高的抽中概率，以及更多的题量。而不是给一个重要的节点分配一道难题。因为多数时候，在 MCQ 考试的试题原始分都是同等的分值，因此节点重要性应当是体现在该节点的总分较多，而不是获取少量分数的难度。

随机化过程则给考试带来了平行组卷的便利，由于无需测量全部内容即可有效地判定能力，因此具有同等测量信度和效度试卷可以有很多份，便于多次考试或编组同一次考试的多份平行试卷。加权随机化可以保证抽样的代表性，在测量域中，每个节点都应当有被抽中的可能，当某个节点不可能被抽中时，事实上这个节点就不在测量域之内。这一过程在实际工作中往往被忽视。

常常可以看到，在一些考试中，同一份组卷方案被反复使用。这造成一些节点（知识点）被反复选中，另一些节点则从未被选中。这样做的结果是造成测量域的节点和权重发生变形。从实用角度来说，题库中只有少数试题被反复使用，另一部分试题处于事实上的废弃状态，造成资源浪费；还会促使培训机构轻易找到“规律”，把考试大纲缩小到“组卷大纲”，使考生容易猜题。从效度角度来说，就是考试分数的可靠性、从试卷分数到测量域能力的外推、从测量域到全域能力的外推过程都受到了损害，结果是分数解释的效度受到影响。

（2）加权抽样原则在题库建设中的应用　除一些课堂考试外，目前多数高价值考试（high stakes test）都采用题库作为组卷的工具。命题工作与组卷内容之间增加了题库环节，由此产生的结果是命题任务、命题质量要求均与题库直接联系，所以有必要了解题库结构的基本原则。

题库是用于组卷的试题集合。题库的基本功能前节已有讨论，在此不再赘述。需要指出，在建设题库时，题库的量、结构、都要受考试大纲和组卷方案的影响。建立数据库时，试题的基本参数列表中应当包括内容性参数，即试题属于考试模型中的哪个节点。此外，试题还要标注题型、难度、认知层次等组卷参数。

在题库建设时，一般以单卷量的倍数来描述题库总试题数量。稳定题库的可用试题数量受很多因素影响：组卷方面，有单卷题量、组卷参数的数量、节点内容的复杂性和多样性、试题更新等因素；在考试执行方面，有经济因素、SME 的可及性、试题曝光度和安全、最大平行试卷数量等因素。要完全满足各因素的需求是困难的任务，因此实际题库的总量建设往往是在满足最低标准下的各因素权衡结果。

容易证明，为保证试题效率最高，组卷抽样最方便，最佳的题库结构是在不同节点、不同参数上，试题量的分布与节点和试题参数的组卷权重成正比。这样可以保证所有试题有同等的抽中可能性，达到最高效率。为做到这一点，在命题时，考试工作人员要根据每个专家的情况，具体指定命题任务书，命题任务书包括需要的题量、每个内容节点的题量、总体的题型、难度、认知等组卷参数的构成。在为维护题库而进行针对性的命题时，考试工作人员可以分析题库中每个内容节点模块的现存题量和单卷该模块的题量之比，重点补充该比值小的内容模块题量就如同增长木桶的短板，可以有效的增加题库中可编组的平行试卷数量。

3. 试题的形制：基本思路

前面提到，在命制试题时，考试内容专家（subject matter experts，SMEs）获得的命题任务书除了试题内容节点的规定之外，还包括试题的形式、难度、认知层次等相关参数。对于这些参数的意义和选择方法，简述如下：

试题的基本形制服务于内容。各类基本的试题形制被称为题型。本章前半部分已对各类客观题的题型进行了介绍，而如何命制试题将在后面各专业的试题特点和命制方法中介绍。本部分仅限于讨论职业能力评价考试命题工作的基本思路。

试题形制的基本思路：模拟实际情况和实际任务

试题就是整个考试工作系统最底层结构。如同一辆汽车，无论底盘、传动、驾驶等各系统多么完美，其最终功能将通过轮胎得以实现。如前所述，命题工作依据的是来自实践工作的任务分析和在此基础上构建的测量模型。因此，试题应当聚焦于实践工作的任务和测量模型中所要测量的维度。试题的书面表达和基本结构中应当包含，至少是隐含着大纲所测量的维度。只有这样，才能在试题和试卷，和考试大纲之间建立起可靠的联系。并以此提供最基本的效度证据。

理想的医学职业能力评价考试应当尽可能地模拟实际工作情境。有时对真实情境的模拟会被理解为只有实际操作考试、模拟练习或是床边考试才会考虑的因素。但常用的 A2、A3、A4 型试题本身通过对临床情境的简要描述构成了一种基本的模拟。例如 USMLE 的试题要求“无论是哪一阶段的（考试题），都包括一个病例简介，首先介绍患者年龄、性别、医疗机构、主诉和持续时间。……后续的描述将按顺序介绍患者病史、查体结果、诊断性检查结果和/或即刻处理的结果。”这样的试题还有实用性的优点：如 SME 不相互抄袭，那么很难出现重复试题，因为没有两个患者是完全一样的。

在试题中，实际工作情境包括某些情况下已知所有信息，需要作出的判断，也包括常见的，在信息缺乏、不完整的情况下必须完成的处理。例如，我们可以命制这样的试题：

患者女，29 岁。被家属送至急诊，家属称其 2 h 前服下约 100 ml 对硫磷。查体：急性病容，意识不清，呼之不应。T 37.9 ℃，P 105 次/分，R 22 次/分，BP 115/70mmHg。瞳孔缩小如针尖，口中有呕吐物残渣，呼气呈大蒜味，左胸上部可闻及细湿啰音，心率 105 次/分，律齐。腹软，四肢小肌肉有颤动。该患者应立即进行的检查是\ 应立即使用的药物是

上述试题给出了完整的病历病史，要求考生作出判断和处理。也可以命制这样的试题：

患者女，29 岁。被家属送至急诊，家属称 1 h 前回家时发现患者倒地不省人事。查体：意识不清，呼之不应。T 37.9 ℃，P 65 次/分，R 22 次/分，BP 115/70mmHg。口中有呕吐物残渣，左胸上部可闻及细湿啰音，心率 65 次/分，律不齐。腹肌紧张，四肢肌张力增高，检查中发生一次全身抽搐。该患者应立即进行的

检查是\ 应立即进行的处理是

医学职业能力评价考试试题中提出的问题应当围绕医学工作人员实际工作中的任务和任务环节展开。医学领域几乎所有的专业都严格的依赖以证据为中心的思考和处理任务的模式，这些过程是临床安全而有效地从事各类医疗工作的基础。临床医学采用接诊与检查－诊断－治疗－复诊的模式，护理学采用评估－计划－执行－评价的护理程序模式。因此，可以应用诸如信息获取和处理（信息获取、识别、解释、分析、推理综合）、判断和计划（判断/诊断、制定计划、评估计划、预期结果等）、执行、评估（结果评价、状况评估、进一步处理计划等）的环节来描述。即使是考察医学基础知识的试题也应当以运用为基础。我们已经通过考试目标－全域－测量域的研究确定了这些核心环节。试题的形制也应当以此为核心。

二、一般的命题流程

1. 命题程序

根据上述的所有考虑，考试机构将产生命题任务书。命题任务书描述了考试的结构、拟命制试题的参数要求：内容、任务（认知）、题型、预期难度等等。从命题任务书产生到具体的试题进入题库投入使用之间的过程被称为命题流程。一般的命题流程见图3－1。命题流程的制定是一个管理学的任务，其目的是保证试题的以下属性。

（1）内容正确性　保证试题的内容属于考察内容，且从问题到答案的逻辑关系正确无误。

（2）文字表述正确性　保证试题表述方式的正确，主要保证试题信息完整正确、术语规范、没有技术性缺陷，次要目标包括语法通顺、用词无误、没有错别字等。

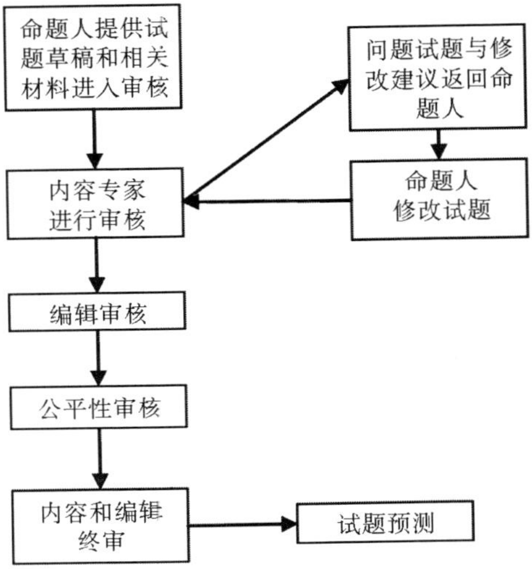

图 3－1　常见试题开发流程图

（3）参数正确性　保证试题标注的所有参数正确无误，包括属于测量域和组卷方案中正确的节点、难度等。

（4）公平性　保证试题不涉及文化冲突（如在营养学试题中涉及特定的民族食物禁忌）；不存在因为考生非测量能力差异造成作答差异的因素（即项目功能差异 DIF，例如某种疾病治疗方案的地区性差异）；不涉及一些敏感性主题；以及不使用令人反感的表述等。

把所有这些工作都交给考试内容专家是不负责任的。因为考试内容的专家能完全承担的责任只有上述的（1），而其他工作需要命题人、专业试题编辑、考试委员会的内容专家、测量专家等涉及不同领域的人员合作完成。如果像一些机构那样，把所有命题工作以“保密”的名义完全交给内容专家，那么很自然的问题是：为什么还要一个考试机构？把这些工作直接交给考试委员会和印刷厂不是更能省下人员、机构经费吗？

在进入这一流程前，首先需要遴选参加这项工作的人员。其中，最重要的是命题人和编辑人员。

命题人应当具有测量内容方面的专业背景。理想的条件是：命题人负责或主管所测量的专业部门，本人拥有多年该专业实践经验，并承担该专业的课堂和实践教学任务。这些条件可以保证命题人对测量的专业结构和内容、任务有足够的了解，同时，命题人了解这一专业的学生的学习模式、KSAs 发展路线、工作人员的常见失误、工作质量评价指标等等。这一切都有助于命题人命制符合要求的试题。

是否一定要是该专业的知名专家呢？知名专家了解行业的发展方向，政策走向，他们可以承担试题终审、试卷定稿的任务。但他们往往已脱离一线实践而专攻某个难题。他们已不再从事一线管理，另外，知名专家人数少，时间紧，如果要求他们提供大量的试题，他们就会让研究生、下属去命制试题。试题质量可想而知。

编辑人员一般是考试机构的全职人员，编辑人员还承担了题库维护、命题任务书编制、与命题人沟通交流、安排试题后期审核和测试的工作。某种程度上，编辑人员承担了试题开发的主要工作。编辑人员首先是一个协调者，负责协调、掌控整个命题工作的进展。其次编辑人员应当是评价、编辑者，应当对常见的试题形制和常见的形式错误有深刻的了解。同时，他们应当熟悉考试科目常见的任务流程和细节，了解考试科目知识的一般情况，编辑应当能评价试题的质量，指出试题所考察的实际工作情境，修改试题中可能的形式错误。最后，编辑人员应当成为题库系统的维护者而熟悉测量学的基础知识，了解试题参数的意义。

对参加命题工作的人员必须进行培训，以保证命题质量。培训内容是就命题所特需的能力进行培养，包括：测量学基本概念、考试设计开发的概念、考试专业和大纲的特点和结构、命题思路、命题程序、命题技能以及相关法律等方面的内容。培训形式包括命题前的培训、命题工作后的反馈以及日常性的信息共享。

在完成培训后，编辑人员按照每个命题人的专业方向、经验、题库开发需求提供个人的命题任务书。在这一过程中，除了考虑命题人的工作量、题库试题的思路多样性、命题人的专业对口性之外，一个重要考虑是安全性，不应该某个专家或某个基地命制题库中的全部试题，或者掌握题库中的某个模块的全部试题。

命题完成以后，试题将按程序进入内容审核、编辑审核、公平性审核和终审环节，有关审核内容和标准将在本书其他章节讨论。

2. 试题预测

当试题完成了编制审核过程以后，将进入预测试。预测试是指在考生或接近考生水平的一定数量样本中进行非计分的测试。预测试分为两种，镶嵌于实测中的预测和单独进行的预测。与此相关的优缺点见表 3－3。

表 3－3　试题预测的考虑因素

考虑因素	镶嵌于实测中的预测	单独进行的预测
内容代表性	题量限制，不能有效覆盖所有内容（无法测试新题型和拟增加的新内容）	可以按照实际组卷方案来编组预测卷
信息有效性	考生动机会很强，尤其是考生无法区分实测题和预测题时	考生动机一般可疑
费用	用同一套实测卷镶嵌多套预测题时，将占用编辑组卷时间	需要去招聘考生，支付费用，需要单独制卷、运送和安排考点执行考试
统计学	考生同时作答实测卷和预测题，其统计数据与实际计分时统计数据一致性高	当考生动机可疑时，统计数据可靠性也会较低
安全性	较高	需要认真设计安全方案

试题完成预测以后，应当认真分析统计结果。从预测中得到的信息包括以下内容：①试题难度、区分度（CTT 或 IRT）、反应模式；②试题与实测卷的一致性系数（信度）；③试题的 DIF。

根据试题预测结果，可以对试题做出进入实测、修改后再次预测或是删除试题的决定。

（陈声宇　戴　敏　吴满红　孙　玲）

第三节　临床医学类专业（内科学）试题的命制特点

一、工作性质特点和工作任务特点

内科学是临床医学的基础学科，其所涉及的医学理论知识和技能在临床实践中具有普遍意义，是其他临床学科的重要基础。随着学科专业化的不断进展，内科已经成为包括呼吸、心血管、消化、内分泌、肾脏、血液、风湿免疫、传染、神经和精神等三级学科在内的大的二级学科。内科学三级学科的专业划分充分体现了以器官系统为中心的特征，在临床教学时对于学生对健康整体概念的建立也具有重要意义。

内科学主要涉及以常见病和多发病为主的内科疾病的病因、发病机制以及诊疗和预防等内容。内科学本身和基础医学有着非常密切的联系，诸如生理、解剖、免疫和微生物、病理生理、药理和病理等基础医学的内容实际也是内科学中的重要组成部分。同时，内科学和诊断学中的体格检查和化学诊断、影像学等也具有极其密切的联系，这些相关知识和技能是内科疾病诊断和鉴别诊断的重要手段。

因此，内科学的考试内容虽然多数是以学科划分，命制专家也分别来自不同的专业学科，但是试题的范畴却是涉及包括基础学科、桥梁课和临床内容的诸多内容。而像中级（高级）职称这样的考试虽然专业化程度更高一些，也是不能缺少上述内容的。而专家在命制试题时也要充分考虑到内科学的特点，除了较为纯粹的临床内科学理论和技能外，还需将与内科学相关的基础医学、桥梁课等的内容包含进来。这样的命题方式更有助于测试考生对内科学基础理论、基本知识和基本技能的掌握和了解。

二、不同类型医学考试中本专业的考核特点和考核目标

目前包含内科学部分的国家级考试主要为执业医师考试、硕士研究生考试（西医综合），以及中级（高级）职称资格考试。前两者为内科专业的综合性考试，试卷中按照一定比例由不同三级学科的试题组合成内科学部分，中级（高级）职称资格考试则除了以普通内科作为内科学专业的综合性考试，由不同的三级学科中的常见、多发病组合成考核内容外，还设立了相应的内科学三级学科考试专业，如心血管内科、呼吸内科等，考核以对应的三级学科内容为主，结合部分二级学科的相关内容。

硕士研究生考试（西医综合）的考试对象为即将毕业的医学本科生，主要考核内容为临床内科基本问题，目前题型包括 A 型题、B 型题和 X 型题三种，其中 A 型题所占比例最多。以往，以记忆型题为主，近年来考核理解和应用的 A2 型题所占比例有增加趋势。执业医师资格考试对象为本科毕业后具备一年工作经验的住院医师，内科学理论部分的考核内容更侧重于临床实际，目前主要试题类型为 A 型题，包括 A1 ~ A4 的不同类型，少部分为 B1 型题。其中以考核理解和应用的 A2 ~ A4 型题为主。专业技术资格（中级和高级）考试则侧重于专业知识和能力的考核，强调试题对相关学科疾病谱的覆盖。因为考核对象具备较长时间的临床专业训练，根据所能达到的专业水平，所考核的知识点的难度

和综合应用内容有所差别。如专业技术资格（中级）仍然强调对临床常见病和多发病的基本理论和基础知识的掌握和理解，以及规范化诊治水平的考核，少见疾病涉及相对较少。而高级职称则主要考核常见病和多发病中相对复杂问题的处理，并涉及更多的属于专业领域的虽然少见，但是具有一定代表性的专业知识。其中专业技术资格（中级）考试试卷包括："基础知识"、"相关专业知识"、"专业知识"、"专业实践能力"四套。试题类型包括A型题、B型题以及案例分析题。专业技术资格（高级）考试试卷内容包括：本专业知识、相关专业知识和学科新进展，试题类型为A型题、X型题和案例分析题。

三、本专业常见考核要点

虽然考核的内容和试题类型有所不同，但试题命制时多数具有相对固定的模式。如常见最佳单选题中包括题干、引导句和选项。其中题干多为临床情境，需要提供一定的信息。所提供信息的呈现顺序一般按照病历摘要的形式，模板如下：

性别，年龄。主要症状和时间，……（必要的细节描述）。相关其他病史（必要的既往史、个人史、月经婚育史、家族史）。查体：生命征（必要的信息），按照一般情况、肺、心、腹、四肢、神经等顺序描述。辅助检查。

需要注意的是所提供的信息需要认真考虑，容易出现的问题是：①为了增加难度，刻意隐藏部分作为判断依据的重要信息；②为了减少考生的阅读量，省略掉必要的无关信息；③辅助检查信息只给出结论性的意见，而不是"原始状态"。应该让考生对相关的信息进行解读后再做判断。

要考核内容主要通过引导句来显示。举例如下。

（一）A 型题（以 A2 型题为例）

1. 相关基础知识和基本理论的考核

考核与疾病临床相关的基础医学知识，诸如解剖、生理、病理生理、病理、微生物、免疫、生化等。主要体现在引导句的不同，考核上述知识在疾病发生、发展过程中的作用。常见引导句举例如下。

（1）“该患者……（病变）最可能的部位是”

【例题 1】患者男，27 岁。间断咳嗽、咳脓痰 4 年，加重伴大咯血 1 次，咯血量约 300ml。查体：右下肺可闻及中小水泡音，可见杵状指。胸片示右下肺纹理增粗紊乱。该患者最可能的出血部位是

A. 肺动脉　　B. 肺静脉　　C. 支气管动脉

D. 支气管静脉　　E. 肺泡毛细血管

答案：C

通过对题干的分析，可明确该患者最可能的疾病为支气管扩张。要求考生首先对此进行认定，然后考核其支气管扩张大咯血时最可能的出血部位在哪里。

（2）“该患者出现……最可能（最主要）的机制是”

【例题 2】患者男，16 岁。2 周前“上感”，近 3 日来出现眼睑和下肢水肿。查体：BP 145/95 mmHg，双眼睑水肿，双肺呼吸音清晰，心界不大，HR 86 次/分，各瓣膜区未闻及杂音。肝脾未触及肿大，移动性浊音阴性。双下肢水肿（+）。尿常规示：RBC 10～15/HP，蛋白（++）。该患者下肢水肿最主要的机制是

A. 血浆胶体渗透压下降

B. 毛细血管内静水压增加

C. 毛细血管通透性增加

D. 水钠潴留

E. 淋巴回流障碍

答案：D

通过对题干的分析，考生需要对该患者最可能的诊断“肾小球肾炎”进行判定。然后重点考核肾小球肾炎发生水肿的主要机制。

（3）其他引导句，如：

“该患者……最可能出现的病理改变是”

“该患者最可能出现的生化检查异常是”

“该患者发生……最可能的病原是”

……

2. 诊治处理的考核

根据题干所提供的信息，考虑所要进行的相关检查、可能诊断，以及处理措施。常用引导句举例如下。

（1）“下列检查对明确诊断最有价值的是”

【例题3】患者女，35岁。进行性呼吸困难3个月，近2周来夜间时有憋醒。查体：BP 135/75mmHg，半卧位，颈静脉充盈，双下肺可闻及小水泡音，心界向两侧扩大，二尖瓣区可闻及2/6收缩期杂音。肝脏肋下未触及，双下肢可凹性水肿（+）。下列检查对明确诊断最有价值的是

A. 心电图　　B. 超声心动图　　C. 冠脉CT

D. 漂浮导管　　E. B型脑钠肽

答案：B

该题重点考核扩张型心肌病的临床诊断选择。

（2）其他引导句，如：

“为明确诊断，应首先进行的检查是”

“该患者最可能的诊断是”

“该患者进行（检查）最可能的特点是”

“该患者宜首先采取的治疗措施（药物）是”

“为改善（控制）患者……（症状），应首先采取的治疗措施是”

“该患者最可能出现的并发症是”

“影响该患者预后最重要的因素是”

……

（二）B 型题

B 型题和 A 型题类似，主要也表现在引导句的差异上。举例如下：

（1）“下述疾病最重要的……（病理）特点是”

【例题 4】（1 ~2 题共用备选答案）

A. 烧瓶样　　B. 靴型　　C. 梨形

D. 普大型　　E. 水滴形

1. 患者女，65 岁。间断咳嗽、咳痰 20 年，进行性呼吸困难 2 年。查体：BP 135/75mmHg，消瘦貌，口唇无发绀，桶状胸，双肺叩诊呈过清音，肺下界位于肩胛线第 11 肋间。心率 82 次/分，剑突下心尖搏动增强，双下肢无水肿。患者胸部 X 线片最可能出现的心脏形态是

答案：E

2. 患者女，35 岁。间断咳嗽、呼吸困难 2 年。查体：BP 135/75mmHg，口唇略发绀，双下肺可闻及少量小水泡音。心率 96 次/分，二尖瓣区可闻及舒张期隆隆样杂音。双下肢无水肿。患者胸部 X 线片

最可能出现的心脏形态是

答案：C

（2）其他引导句，如：

“下述患者最可能的诊断是”

“下述患者发生…….（症状）最可能的机制是”

……

可参考 A 型题的引导句。

四、本专业高质量试题的特点和样题举例

（一）高质量 A 型题的重要特征

1. 所考核内容应该是相关学科的重要内容。

2. 题干中已经包含可以正确作答的全部信息，即使不看选项也可以作答。

3. 题干中所给出的信息应尽量为原始信息，考生需要对这些信息进行解读，然后再进行下一步判断。

4. 选项应保持同质性，是构成合理干扰的先决条件。同时，选项应具有一定的迷惑性，即非正确选项最好也有一定的合理成分，只是和最佳选项相比不属于最正确的选择。

（二）不同类型试题举例

1. A2 型题

【例题 5】患者男，55 岁。半年来乏力、头晕、四肢麻木、行走不稳。7 年前因溃疡病出血行全胃切除术。实验室检查：Hb 70g/L，RBC 2.0×10^{12}/L，WBC 3.5×10^{9}/L，PLT 85×10^{9}/L。最可能的诊断是

A. 再生障碍性贫血　B. 骨髓异常增生综合征

C. 巨幼细胞贫血　D. 缺铁性贫血

E. 白血病

答案：D

本题旨在考察对三系减少的鉴别诊断，是重要问题。所有选项均可能出现三系减少。其中血常规检查表现为大细胞性贫血是考虑该诊断的重要线索，要求考生了解如何根据血常规判断红细胞的形态学改变。另外，症状、病史均符合巨幼细胞贫血的表现，对作答有重要提示。因此该题信息充分、恰当，问题明确，选项设置符合临床鉴别的考虑，具有较好的干扰性。

【例题6】患者男，30岁。近来自觉头晕。查体：BP 140/90mmHg，既往体健，无高血压家族史。此时医生应采取的措施是

A. 告知患者已患有高血压

B. 嘱患者改日在平静状态下再次测血压

C. 马上给予降压药物

D. 嘱患者加强锻炼

E. 嘱患者控制饮食

答案：B

该题旨在考察对高血压的诊断标准，属临床重要问题。信息明确，问题清楚，选项均为高血压诊断和处理的临床事项，具有很好的临床实用性。

【例题7】患者男，28岁。1型糖尿病3年，使用胰岛素治疗，目前用法为早餐前18U NPH（中效胰岛素）和6U R－Ins，晚餐前10U NPH和4 U R－Ins。近来常于凌晨因心悸、大汗而醒来。查5点血糖分别为：空腹血糖210 mg/dl、午餐前110 mg/dl、晚餐前115 mg/dl、晚餐后100 mg/dl、睡前75mg/dl。

目前应采取的措施为

A. 增加晚餐前 NPH 的用量

B. 增加早餐前 R－Ins 的用量

C. 减少晚餐前 NPH 的用量

D. 减少晚餐前 R－Ins 的用量

E. 增加早餐后 R－Ins 的用量

答案：C

该题旨在考察对糖尿病患者空腹高血糖原因的判断和处理。临床情境简洁、清晰，问题清楚。如果具备相关知识，应可不看选项即能做出合理的处理。选项的处理措施是不同原因空腹高血糖的治疗措施调整，具有很好的干扰性。

2. A3（A4）型题

【例题 8】（1～2 题共用题干）患者男，70 岁。被人发现在家中昏厥。查体：R 26 次/分，BP 90/70mmHg，意识不清，皮肤弹性差。双肺呼吸音清晰，HR 102 次/分，未闻及杂音。双下肢不肿。血气分析显示：pH 7.2，PCO_2 33mmHg，HCO_3^- 14 mmol/L。电解质 Na^+ 136 mmol/L，Cl^- 114 mmol/L，K^+ 4.0 mmol/L。

1. 该患者的酸碱失衡类型为

A. 代谢性酸中毒

B. 呼吸性酸中毒合并代谢性碱中毒

C. 代谢性酸中毒合并呼吸性酸中毒

D. 代谢性酸中毒合并代谢性碱中毒

E. 代谢性酸中毒合并呼吸性碱中毒

答案：B

该题旨在考核代谢性酸中毒的血气分析判读，题干条件充分。问题清晰。选项均为酸碱失衡类型，构成必要的干扰。

2. 该患者酸碱失衡最可能的病因为

A. 肾功能衰竭

B. 糖尿病酮症酸中毒

C. 乙醇性酮症酸中毒

D. 腹泻

E. COPD

答案：D

该题中所涉及的选项可能对问题1的回答起到一定的提示作用，但是题1选项中均包含有酸中毒选项，尽量避免了和题2之间的提示或关联。本题旨在考察考生对不同疾病所致代谢性酸中毒的差别，阴离子间隙（AG）在其中起重要作用。考生需要计算AG然后进行判断，符合临床正常程序，是临床能力的考核。如果只告诉考生血气分析显示为正常AG代酸，再问可能的病因是什么，就将变为类似考核记忆的试题。问题2选项均为酸中毒和意识障碍的可能病因，构成合理干扰。

【例题9】（1~3题共用题干）患者男，60岁。突发呼吸困难2h入急诊。查体：R 28次/分，BP 150/90mmHg，端坐呼吸，口唇发绀。双肺可闻及散在哮鸣音及湿性啰音。叩诊心界扩大，HR 92次/分，未闻及杂音，双下肢水肿（+）。既往病史不明确。

1. 为明确诊断应首先采取的检查措施是

A. 心电图　B. 血气分析　C. 胸部X线片

D. 肺功能　E. 脑钠肽

答案：C

2. ［假设信息］ECG 示 V_2 ~ V_6 ST 段普遍下斜性压低 0.1 ~0.2mV，T 波倒置。该患者最可能的诊断是

A. 扩张性心肌病　　B. 高血压性心脏病

C. 冠心病　　D. 心包积液

E. 心脏瓣膜病

答案：C

3. ［假设信息］胸片示该患者肺水肿征象，UCG 示该患者左房扩大，左室壁增厚，大小正常，左室射血分数 56%，二尖瓣轻度反流。该患者目前宜采取的治疗措施中不包括的是

A. 静脉点滴硝普钠

B. 静脉注射西地兰

C. 静脉注射呋塞米（速尿）

D. 静脉点滴硝酸甘油

E. 无创通气

答案：B

独立看各个问题均符合前述标准，所给假设信息为 A4 型题特点，由于设计合理，各问题间基本没有相互提示或关联。选项分别为可能的临床诊断措施选择、可能诊断及治疗措施，保持较好的同质性，构成良好的干扰。

3. B 型题

【例题 10】（1 ~3 题共用备选答案）

A. 肺炎球菌肺炎

B. 金黄色葡萄球菌肺炎

C. 支原体肺炎

D. 衣原体肺炎

E. 军团菌肺炎

1. 患者，男，24 岁。高热、寒战伴咳嗽 3 天。胸片示右下肺实变影，其内可见多发小空洞，动态观察空洞形态变化较迅速。血常规示：WBC 15.6 × 10^9/L，N 0.88。患者应首先考虑的肺炎类型是

2. 患者男，19 岁。低热、干咳 4 天，同班级中有多人发病。胸片示右下肺浅淡渗出阴影。血常规示：WBC 8.6 × 10^9/L，N 0.73。患者应首先考虑的肺炎类型是

3. 患者男，35 岁。高热、咳嗽 3 天，近 1 天来嗜睡。胸片示右下肺实变影，进展较迅速。血常规示：WBC 12.6 × 10^9/L，N 0.83。尿常规示 RBC 10 ~15/HP，蛋白（++）。患者应首先考虑的肺炎类型是

答案：B C E

本题旨在考察肺炎病原的鉴别诊断。题干中所给信息典型、较充分，且具有一定的相似性，属于临床肺炎病因鉴别的重要问题。B 型题容易出现的问题是备选答案之间不同质，而本题备选答案均为肺炎类型，干扰合理。

4. X 型题

【例题 11】病理表现为肉芽肿的病变可见于

A. 机化性肺炎　　B. 肺结核

C. 结节病　　D. 非特异性间质性肺炎

E. 肺部真菌感染

答案：BCE

X 型题和最佳单选题不同，其本质属于正误判断题，同时又要求选项之间构成一定程度的干扰。本题选项均为肺部病变，均有可能需要经过病理诊断明确，因此既同质，又构成合理干扰。

5. 案例分析题

【例题 12】共用题干：患者男，45 岁。大肠癌术后入 ICU，后出现血压下降。再次手术后，于腹腔共吸引出 2000ml 出血。经手术止血、补液治疗后患者生命体征平稳，再入监护室。氧饱和度监测示 SaO_2 88%（面罩吸氧 5 L/min）。查体：BP 125/76mmHg，R 32 次/分，双侧呼吸动度对称，双下肺可闻及湿性啰音。A2 > P2，腹部平坦，未闻及肠鸣音。心瓣膜区未闻及杂音。

问题 1：患者可能出现的情况有

1. 心力衰竭
2. 肺栓塞
3. 肺不张
4. ARDS
5. 肺部感染
6. 腹腔再次出血
7. 消化道出血
8. 胸腔积液

答案：1. 4. 5.

问题 2：为明确诊断应进行的检查包括

1. 血气分析
2. ECG
3. 诊断性腹腔穿刺
4. 便隐血试验
5. 漂浮导管
6. 胸片

7. 诊断性胸腔穿刺
8. 血常规

答案：1. 2. 6. 8.

问题3：胸片结果显示：双肺斑片状渗出影，下肺明显。血常规：WBC 15.4 × 10^9/L，Hb 64g/L。血气分析示：pH 7.523，PaO_2 54mmHg，$PaCO_2$ 28mmHg。该患者宜采取的进一步治疗措施为

1. 抗感染治疗
2. 输注浓缩红细胞
3. 静脉点滴低分子右旋糖苷
4. 维持液体入量正平衡
5. 无创通气
6. 静脉点滴呼吸兴奋剂
7. 静脉点滴多巴酚丁胺

答案：1. 2. 5.

问题4：给予患者无创通气，CPAP模式，压力水平6cmH_2O。患者SaO_2维持在88%~91%。12 h入量2500 ml，出量1000 ml。该患者进一步的治疗措施为

1. 继续目前治疗
2. 增加PEEP水平
3. 继续扩容治疗
4. 气管插管、机械通气
5. 增加吸入氧流量
6. 利尿治疗

7. 静脉点滴多巴酚丁胺

答案：2. 6.

问题 5：将压力水平调整至 10cmH_2O，并充分利尿治疗后，患者呼吸困难明显改善。复查胸片示双肺渗出病变明显减少。SaO_2 维持在 95% ~98%。此时应进一步采取的治疗措施是

1. 继续维持该 PEEP 水平
2. 将 PEEP 水平适当下调
3. 换用面罩高浓度吸氧
4. 换用鼻导管高浓度吸氧
5. 静脉注射糖皮质激素
6. 维持出入量负平衡
7. 维持出入量平衡
8. 维持出入量正平衡

答案：1. 6.

案例分析题目前仍处于探索阶段。题干符合 A 型题的一般要求。在不同问题的选项设置中，充分保持了同质性。案例分析题旨在考核考生的综合思维和整体处理能力，因此，选项应结合临床实际情况设置，包括正确选项和无关选项。同时，由于案例分析题要求考核考生对错误诊断和处理的认识，因此，要设置一定比例的错误选项，这点和一般 A 型题要求尽量不出现完全错误的选项不同。

（李海潮）

第四节　临床医学类专业（康复医学）试题的命制特点

一、工作性质和工作任务

康复医学是有独立的理论基础、功能评定方法、治疗技能和规范的医学应用学科，旨在加速人体伤病后的恢复进程，预防和减轻其后遗功能障碍程度。

康复医学是以人体运动等障碍为中心展开工作，与临床医学的生物学模式不同，强调的是按生物、心理、社会模式进行工作。康复医学的工作对象是各类功能障碍者和残疾者，针对的是各种障碍及残疾而非疾病。康复治疗专业人员通过对对象的躯体、心理、生活/社会独立功能进行评估，把握住整体障碍情况，采用以非药物治疗为主的康复治疗技术，对对象展开治疗，这个过程中强调患者的主动参与和合理训练，通过系统康复治疗达到预测康复治疗目的。康复治疗目的在于提高功能，提高生活质量，回归社会。

在康复医学工作中采用的是团队工作模式，以患者为中心展开多种康复治疗措施，最大限度达到治疗目的。

二、卫生专业技术资格考试康复医学专业考核特点

1. 考核目标

按考核大纲要求，由组卷策略形成相应级别试卷，如初级、中级、高级等级别试卷。从试题内容反映出考生对知识点的掌握情况，从试卷整体完成情况反映出相应级别水准。考试着重在水平测试，主要考查考生对相应卫生技术岗位所要求的专业知识及

技能的掌握程度。重点考查考生的临床实践思维能力及分析、处理问题的能力。

2. 考核要点

按照康复医学的基础知识、基本理论、基本技能的要求，按照考试大纲规定，选择知识点进行考核。知识点根据级别而有所侧重，应能反映出各级别的专业水平。

3. 考核内容（以中级为例）

卫生专业技术资格考试康复医学专业根据康复医学知识构成及技能内容需要，划分成“基础知识”、“相关专业知识”、“专业知识”、“专业实践能力”四个板块进行考核。这些板块知识和能力均是康复医学技术岗位所需求的。考核内容按照考试大纲规定范围，根据康复医学的知识点命题。

“基础知识”：考核内容包括康复医学概论、解剖学、运动学、生理学、神经生理学、人体发育学、物理学基础、心理学基础、微生物和免疫基础。

“相关专业知识”：考核内容包括影像学、临床检验、药理基础、外科疾病、骨科疾病、神经疾病、内科疾病、儿科疾病、其他疾病、肿瘤康复。

“专业知识”：考核内容包括体格检查、康复评定基础、康复治疗、中国传统治疗、外科疾病、骨科疾病、神经疾病、内科疾病、儿科疾病及其它疾病的康复、功能障碍康复、癌症康复。

四个科目均采用客观性试题进行标准化考试。“基础知识”、“相关专业知识”“专业知识”三个科目采用A型题和B1型题，根据试题提供的信息和备选答案，经过自己分析判断选择正确答案，以固定形式回答。“专业实践能力”考核内容为考试大纲中常见病种。主要考核考生在临床工作中应具备的技能、思维方式和对已有知识的综合运用能力。采用案例分析题进行考核。试题内容包括疾病的临床表现、体格检查、康复评定、辅助检查、诊断、康复治疗，以及病因、病理和生化等基础理论和相关知识。可沿时间或空间、病情进展、临床诊疗过程的顺序提问，着重考查考生对病情的分析、判断及对临床症状的处理能力，及对循证医学的掌握情况。可充分反映出考生的临床实践积累。

三、试题特点和举例

试题类型分为 A 型题（最佳选择题）、B 型题（配伍选择题）、X 型题（多项选择题）和案例分析题。

1. A 型题由一个题干和五个备选答案组成，题干在前，选项在后。选项 A、B、C、D、E 中只有一个正确答案，其余均为干扰答案。干扰答案可部分正确或完全不正确。

（1） A1 型题：单句型最佳选择题

单句型最佳选择题以简明扼要地提出问题，考查对单一知识点掌握情况。命制时注意不要为了题干简短而删减过多有用信息，造成题干描述不清。

【例题 1】AFO 是指

A. 足矫形器　　B. 踝足矫形器

C. 膝踝足矫形器　　D. 髋膝踝足矫形器

E. 脊柱矫形器

答案：B

（2） A2 型题：病历摘要型最佳选择题

叙述一段简要病历为特点，考查考生的分析判断能力。命制过程中注意病历与题干不能互相脱节。

【例题 2】患儿男，8 个月。出生时臀位产，产程延长，体重 4500 g。无感染史，至今左臂松软、无自主运动，无其他异常，实验室检查正常。最有可能

的诊断是

A. 脑性瘫痪　　B. 进行性肌营养不良

C. 脊柱裂　　D. 臂丛神经麻痹

E. 脊髓灰质炎

答案：D

（3）A3 型题：病历组型选择题

以描述一个以患者为中心的临床情景，针对相关情景提出测试要点不同的、2～3 个相互独立的问题为特点，考察考生临床处理问题能力。命制中注意题干间不得相互提示。

【例题 3】（1～2 题共用题干）患者发热，小腿红、肿、痛 2 天。检查：小腿前内侧可见鲜红、边界清楚略隆起的硬肿性红斑，手指压之褪色，触痛明显、皮温明显增高。

1. 考虑诊断是

A. 痈　　B. 疖　　C. 丹毒

D. 蜂窝织炎　　E. 淋巴管炎

答案：C

2. 感染所累及部位是

A. 皮肤下蜂窝组织

B. 皮肤及其网状淋巴管

C. 皮肤及其管状淋巴管

D. 皮肤及其毛细血管网

E. 相邻毛囊及其所属皮脂腺

答案：E

（4）A4 型题：病历串型最佳选择题

病历串型最佳选择题以叙述一个以单一病人或家庭为中心的临床情景，拟出 4～6 个相互独立的问题，可随病情发展逐步增加部分新信息，以考查临床综合能力。命制过程中，新增信息可为虚拟的与临床情景没有联系的信息，注意避免题干间相互提示。

【例题4】（1～4题共用题干）患者男，40岁。1天前打篮球受伤，右小腿足踝明显肿痛，不能行走，X线检查未见骨折。诊断软组织损伤。

1. 首选的物理治疗是

A. 超短波　　B. 调制中频电　　C. 热敷

D. 红外线　　E. 冷敷

答案：E

2. 两天后肿胀无加重，疼痛明显，进一步选择的治疗是

A. 超短波加磁疗　　B. 超短波加毫米波

C. 中频电和冷疗　　D. 冷疗加按摩

E. 电兴奋疗法

答案：A

3. 两天后小腿、足踝出现淤斑，调整治疗为

A. 停理疗继续观察

B. 加紫外线照淤斑区

C. 按摩促进消散

D. 加冷疗

E. 加蓝光照射

答案：B

4. 治疗半个月后，无肿胀，疼痛减轻、淤斑消散，但行走中小腿局部痛，触诊小腿中部偏内局限硬块，轻度压痛，更适宜的治疗是

A. 超短波治疗　　B. 水疗

C. 紫外线　　D. 超声波治疗

E. 红外线治疗

答案：D

（5）B1 型题：配伍选择题

由 2 ~ 3 个题干和 5 个备选答案组成，选项在前，题干在后。一组题干共用上述 5 个备选答案，每个题干对应一个正确答案，备选答案可以重复选择或不选。命制过程中应注意备选答案要同质。

【例题 5】（1 ~ 2 题共用备选答案）

A. 正中神经损伤　　B. 尺神经损伤

C. 桡神经损伤　　D. 股神经损伤

E. 腓总神经损伤

1. 患者男，23 岁。右肱骨外上髁骨折后石膏固定肘关节 8 周，拆除石膏后，发现右侧腕关节不能背伸。最有可能的诊断是

答案：C

2. 患者男，工作中不慎被利器切伤前臂尺侧，伤口愈合后出现第 4、5 指的掌指关节过伸、指间关节屈曲，最有可能诊断

答案：B

（6）X 型题：多项选择题

X 型题由一个题干和五个备选答案组成，题干在前，选项在后。备选答案中有 2 ~ 4 个正确答案，其余选项为干扰答案，备选答案或完全正确或完全错误，不能部分正确部分错误。

【例题 6】人体系统中，与平衡功能相关的主要有

A. 躯体感觉系统　　B. 自主神经系统

C. 视觉系统　　D. 前庭系统

E. 运动系统

答案：ACDE

（7）C 型题：案例分析题

模拟临床情景的串型不定项选择题，考查考生在临床工作中所应该具备的技能、思维方式和对已有医学知识的综合应用能力。着重考查考生对病情的分析、判断及处理能力。较大程度反映了临床实践中的积累情况。

试题由一个病例和多个问题组成。先提供一个模拟临床情景的病例，内容有性别、年龄、就诊时间、主诉、现病史、既往史、家族史等。随后问题根据临床工作的思维方式，针对不同情况下进行的临床任务提出。问题之间据提供信息可以具有一定的逻辑关系。

每道案例分析题至少 3 问，平均 5 ~6 问。每问备选答案至少 6 个，最多 12 个，包括正确答案、错误答案及无关选项。选择正确答案得分，选择错误答案扣分，选择无关选项既不得分也不扣分。扣分扣至本问得分为 0。正确答案不超过该问答案总数的 1/2 为好。

答题过程不可逆，进入后一问不能返回修改前一问。

（李建军　密忠祥）

第五节　预防医学类专业（公共卫生）试题的命制特点

一、专业特点和工作任务

（一）公共卫生的定义

公共卫生是以保障和促进公众健康为宗旨的公共事业，通过国家与社会共同努力，防控疾病与伤残，改善与健康相关的自然和社会环境，提供基本医疗卫生服务，培养公众健康素养，实现全社会的健康促进，创建人人享有健康的社会。

（二）工作性质特点

公共卫生专业是以维护公共健康安全为目标的特殊医学技术领域。其突出特点是技术性、群众性和社会性。现代公共卫生面临的重大挑战的特点是：传统传染病、新生传染病和慢性非传染性疾病的三重压力；疾病发生传播的危险程度在增加，不仅疾病的发生率升高，而且疾病传播控制的难度也越来越大；公共卫生已不单纯是卫生问题，而是一个涉及到社会稳定，国家安全的重大社会问题、经济问题和政治问题。

（三）工作任务

以法律法规为依据，融合实验医学、医学心理学、社会医学、卫生统计学、卫生经济学、卫生法学、健康传播学等其他学科，综合运用医学专业知识，通过疾病监测、死因监测、环境监测（包括自然环境、人文社会环境监测）、卫生监测和行为危险因素监测等手段，掌握疾病流行情况和健康危险因素流行信息，向政府和卫生行政部门提出针对性的技术对策，并在全人群中开展群体疾病预防、病源控制、易感人群防控和社区现患病人管理等公共卫生行动。主要任务如下。

1. 卫生监测

依法开展卫生监督和监测、流行病学监测、危险因素监测、死因监测和疾病监测等常规监测。

2. 疾病调查

依法开展流行病学调查、卫生统计调查、疾病危险因素调查和人文社会健康因素调查等专项调查。

3. 公共卫生干预

依据卫生法规和相关卫生政策法令，在政府和卫生行政部门领导下，在特定环境中针对特定群体实施公共卫生管理和干预。例如食品安全管理、学校卫生管理、职业卫生与安全管理、放射卫生管理、环境卫生管理、公共场所禁烟、健身干预和计划免疫等。

4. 疾病预防控制

依据卫生法规和相关卫生技术标准，在政府和卫生行政部门指导下，在特定环境中，对特定群体实施疾病预防与控制管理。例如：地方病防治、结核病防治、艾滋病防治、慢性病防治、职业病防治、健康教育、健康促进、环境消毒和心理与精神卫生等。

二、考核特点和考核目标

（一）考核特点

1. 重点知识掌握

流行病学、传染病学、统计学、社会医学、卫生经济学、医学心理学和卫生法学。

2. 主要执行能力

流行病学调查与监测、制定传染病现场控制计划、传染病现场处理与组织实施、突发性公共卫生事件防控、卫生执法技术支持、参与卫生政策形成过程和卫生对策效果评估。

（二）考核目标

通过在统一的规定时间内，按规定方式完成试卷要求的题目，来客观评价受试者通过日常工作、岗位训练和职业教育等方式所掌握的专业知识和工作技能的不同水平。

（三）本专业常见考核要点

有鉴于公共卫生涉及的专业知识面较为广泛，需要根据考察专业具体设定所考要点。通常分为流行病（急慢性传染病和艾滋病）、地方病（含地方性环境疾病和自然疫源性疾病）、职业卫生（含工业卫生、放射卫生、职业病预防）、食品卫生、学校卫生、妇幼卫生、环境卫生、心理与精神卫生、慢性病防治、卫生检验等。按照二级学科划分是最常见的考试举办和考题设立方式。

在二级学科的基础上再融合重要的相关专业知识考题。例如在流行病学科考试中增加传染病学和消毒；在食品卫生学科考题中增加卫生法学；在慢性病防治学科中增加社会医学；在所有学科中增加卫生经济学和统计学。相关专业知识不仅是单纯增加考题难度来提高考试的鉴别力，更重要的是通过扩展知识面来较全面反映被考者的知识和技能与其所从事的专业岗位所要求必须掌握的水平，发现其间差异。因此，考试的要点必须要与岗位的实际要求密切相联系。有利于评价应试者在处理日常工作时能够运用基本知识发现问题，运用公共卫生技能解决问题的能力。

三、常见考核内容

（一）内容设置的依据

虽然说考试大纲是考试命题的指导性、纲领性文件，但是考试大纲往往滞后于实际工作。对于公共卫生专业多学科并存综合考试命题的客观现实，单凭考试大纲难以应对。所以在考试大纲原则范畴内，其考试内容设置还要依据当前使用的本科教科书、专业教科书、技术指南和主考机构指定的考试复习教材。

（二）内容设置的思路

考试命题的设置应考虑的要素如下。

1. 考试的目的

例如资格考试、人才招聘和选拔、学生入学、资格或职称评定、学期考试等，不同目的的考试通常是与特定的岗位、学期和学位等具体需要相联系，主考和应试双方完全绑定，所以考试命题内容设置应与特定需要紧密联系。考试命题的难度和宽度尽可能标准化，以便在同类人群发现差别。

2. 考试对象

例如：入职应聘者、获得执业医（技）资格者、参加职称评定者、在校生等，检查其接受系统教育的知识点掌握情况，验证掌握的知识，发现问题和解决问题的能力。主考和应试双方并不完全绑定，通常有一定随机性，因此考试命题设置需要按照级别设置难度和宽度。以便在差异人群中能够发现特质和差异。

3. 主考单位

例如公共卫生疾病控制机构隶属于国家部（办）单位、省（市、自治区）、区（地、市）、县（市）四级机构。由于能级不同，职能差异带来的考题设置应有所不同。再例如，单一专业如艾滋病专业、结核病专业、卫生检验等，与综合专业如传染病、流行病、慢性病等的考试出题宽度有较大差别。

（三）常见试题模板

试题模板只是为规范出题提出一个思路，并非要用模板来约束处理专家的思路。应该以实际需要为出发点，设计更加合理，更加实用，更加有识别力和更加安全的考题。

1. 知识结构

主专业占40%～50%，次主专业占20%～30%，相关专业10%～20%；但是，目前知识结构考题设置有逐渐增加宽度的趋势，应该给予重视。

2. 难度结构

初级人员难度的难:中:易的比例 10:40:50；中级人员难度的比例 20:30:50；高级人员难度的比例 30:40:30。

3. 题型结构

常见 7 种题型，不同题型代表不同的认知特性。由不同题型组合设置构成的完整试卷，测试出来的结果能直接反映受试者不同的知识结构、知识掌握熟练程度与心理活动的相互作用关系，同时也间接反映受试者的思维模式。如果是偏重于实践应用能力的考题，题型设置比重通常会采用：A1 型题占 20%、A2 型题（实际案例题）占 60%、A3/A4 型题（实际案例题）占 20%。

4. 案例分析

公共卫生涉及的学科知识面较宽，为了考核现场处理的综合能力，通常要用案例分析的方式设置考题。因此，案例的选择需要贴近实际，90% 以常见的典型公共卫生现场处理为例。

四、本专业高质量试题的特点

好题通常与一份设置优良的试卷相互依存。高质量试卷通常能够满足：“符合主考单位岗位需要”，“能够达到预定考试的目的”，“能够客观评价考试对象水平”这三个要素，并且知识结构、难度结构、题型结构设置合理。

样题举例：

1. A1 型题

【例题 1】两组设计两样本均数比较的 t 检验公式中，位于分母位置上的是

A. 两样本均数之差

B. 两样本均数之差的方差

C. 两样本均数之差的标准误

D. 两样本均数方差之差

E. 两样本均数标准误之差

上题是卫生统计最经典的一道试题。题目设置相当完整地包含“三基本”的检测，同时又易于检索，几乎任何参考资料都可以查到标准答案。题干选用最常用的 t 检验基本公式，语言表达准确，通过考察对标准误、方差和均差的基础概念，进而涉及到 t－test 运用于正态分布的这一基本运用。提问方式巧妙，表面上是问公式，实际上是问对公式的理解。此外，答案选项设置均衡，概念区别明显无暗示，语句表达准确无歧义。

2. A2 型题

【例题 2】动物实验结果证实某保健品可致胚胎毒性作用，观察动物实验表现的特征是

A. 母体中毒，胚胎生长迟缓

B. 胚胎生长迟缓，功能缺陷

C. 胚胎生长迟缓，出现畸形

D. 母体器官损害，功能缺陷

E. 胚胎器官发育畸形，致胚胎死亡

与上题一样题目设置是测试“三基本”掌握程度，易于检索和复习。病历是以动物实验为例，题干紧密围绕病历结论来倒推观察指标，避免了病历与题干脱节。题干语言表达准确，考察对胚胎毒性作用与致畸作用、母体直接毒性的基础概念。

3. A3 型题

【例题 3】（1～3 题共用题干）患者男，28 岁，农民。1998 年夏季因在田间喷洒农药，突然晕倒在地，急诊入院。体检：瞳孔缩小，对光反应消失，多汗，流涎，全身抽搐，语言不清。血压 135/94mmHg。

1. 对诊断最有意义的检查是
   A. 肝、肾功能的测试
   B. 全血胆碱酯酶（ChE）活力的测定
   C. 同时测定过氧化氢酶，过氧化物酶
   D. 心电图检查
   E. 血清总巯基的测定
2. 下列治疗原则**不正确**的是
   A. 及时使用复能剂
   B. 病情好转后，仍应使用阿托品维持量4～6日
   C. 严密观察病情变化
   D. 经常测试血液ChE活力及心电图
   E. 尽快使用解痉止痛药
3. 排除由于误食药物或有毒物，下列**不正确**的调查和检查是
   A. 化验病人的胃内容物及排泄物的有机磷含量
   B. 详细询问有机磷农药接触史
   C. 同村人群流行病学调查
   D. 复能剂诊断性治疗
   E. 溶血试验

试题设置是测试在实际工作中发现问题和解决问题的能力。病历以典型农药DDV中毒为例，题干紧密围绕病历逐层测试判断处理能力，由于题干跨度较大，避免了题干与选项之间相互提示。题干语言表达准确，通过考察有机磷中毒的毒理作用，对现场判定，处理方式和排除混杂因素的基本思维方式和调用知识点的记忆、理解和应用的能力进行了评价。

4. A4型题

【例题4】（1～4题共用题干）某建筑工地工人在进

餐10～40 min后，数名工人出现头晕、乏力、呕吐，口唇、指甲皮肤发绀，昏迷等症状。出现症状的工人已经送医院救治，现场流行病学调查发现中毒工人都有进食凉拌腌渍酸白菜的共同特点。

1. 现场流语资料可初步诊断为

A. 毒蕈中毒　　B. 亚硝酸盐食物中毒

C. 河豚鱼中毒　　D. 含氰苷植物中毒

E. 砷中毒

2. 鉴于出现症状的工人已经送医院救治，现场应进行的疾病控制技术对策为

A. 现患救援　　B. 消毒杀菌

C. 食水样品采样　　D. 统计学分析

E. 对现场实施疫情封锁

3. 假如出现症状的工人尚未送医院救治，其特效解毒剂为

A. 阿托品　　B. 二巯基丙磺酸钠

C. 1%美蓝　　D. 亚硝酸钠

E. 1%盐酸士的宁

4. 以下疾病属于食物中毒范畴的情况是

A. 暴饮暴食引起的急性胃肠炎

B. 肠道传染病

C. 特异体质引起的过敏性变态反应

D. 食入正常数量可食状态的有毒食品引起的急性胃肠炎

E. 寄生虫病

5. 现场调查发现，该单位食堂卫生条件很差，应采取的公共卫生处理措施是

A. 按照 GMP 限期整改

B. 吊销食品质量合格证

C. 疫源隔离

D. 深埋销毁残余食品

E. 危害分析关键控制点

该题场景描述一个最典型的食物中毒现场，题干给出了初步诊断的所有要素，并给定现场已经没有患者，从而将问题锁定在公共卫生领域。现场描述中包括了做出现场流行病学的技术判定和拟定处理方法的基本信息条件。随后提出 5 个相互独立的分题和后续信息，代表了现场流行病处理的基本流程。每一分题的选答题又包含了卫生法规、现场处理的技术监督和依法行政等具体做法。

5. B1 型题

【例题 5】（1 ~3 共用备选答案）

A. es <1　　B. es =0　　C. es >1

D. es = ∞　　E. es =1

1. 供给富于弹性

2. 供给缺乏弹性

3. 供给完全弹性

卫生经济学中经济学弹性概念是大纲规定重要知识点，本题设置巧妙之处是充分利用 B 型题的多选特性，将所有知识点和概念融入一道题中。

6. X 型题

【例题 6】与慢性病相关的危险因素有

A. 家族遗传　　B. 年龄性别　　C. 缺乏运动

D. 低盐膳食　　E. 长期熬夜

公共卫生问题通常以一果多因，或多因一果的形式特点。因此用一道题尽可能多地对应考者知识点掌握程度和处理问题的能力进行评价成为出题者的难题。该题利用 X 题型，有效解决了整个考卷答案相互提示和提问与题干不同质的问题，更是避免了被迫使用“以上全是”、“以上全不是”等表述方式。

五、本专业在发达国家的考核情况介绍

1. 卫生经济学

卫生经济学的弹性概念通常涉及到：“为了生产某种特定的商品，如果不需要付出更高的成本就能得到额外的生产资料，这种商品的供给曲线就是接近完全弹性的。在这种情况下，价格的轻微上涨会使供应商增加大量供给。”

我国的一道考题：县卫生局为了加强社区卫生服务，决定向基层卫生服务站增加 1 万元设备，使社区服务资源增加了 1.2%。由于服务能力加强，门诊病人增加 2.0%，下列不正确的答案是：

A. 完全弹性　B. 缺乏弹性

C. 富于弹性　D. 单一弹性

E. 完全无弹性

该题显然是直接从教科书上搬下来的题目，出题者为了增加难度，将题干的提问方式改为“不正确的答案是”。结果不仅仅形成干扰效果不明显，更是偏离考题需要运用公式供给价格弹性来计算“供给价格弹性 = 供给量变动百分比 / 价格变动百分比”，也就是需要计算 1.2 ÷ 2 = 0.6。但是考试规定不允许携带计算器，考生只好现场笔算出结果再进行判断。

法国的一道考题：招募志愿兵发现薪酬与应征者数量的关系是，薪酬从 70000 法郎增加到 90000 法郎时为 2.0，从 230000 增加到 250000 法郎时为

1.2。请问这符合下列何种弹性规律?

□ 线性弹性

□ 弧弹性

□ 非线性弹性

□ 完全弹性

□ 缺乏弹性

□ 富于弹性

□ 单一弹性

□ 完全无弹性

该题目给出的形式非常符合法国雇佣军的特点，增加了题目的现实性和情趣性。另外直接给出判定所必须要的条件，反复强调，为正确选择答案提供可能。尽管只有一个正确答案，但是，比较好地测量考生实际运用能力，而不去考实际工作中较少使用的公式记忆和计算力。

2. 流行病学

以我国通常可以见到的题干为例：

某地区发现西尼罗河病毒病例，试问主要临床症状是

A. 发热、头痛、眼痛、肌痛、恶心、厌食等症状

B. 淋巴结肿大和胸腹、背部的皮疹

C. 高热、剧烈头痛、颈强直、抽搐、昏迷

D. 肝、肾衰竭，出血、情绪异常、意识障碍

E. 发热、头痛、腹痛、腹泻

中国尚未出现该病流行，绝大多数公共卫生技术人员从未处理过该病病人，对我国公共卫生人员实施该病考试令人困惑。

美国 CDC 在一次“传染病现场处理初级培训班”结束后举行的考试中有这样一道题，出题者希望考核在传染病学现场控制中处理问题的实际能力，其中不可忽视群体用药的控制措施。

于是有下面的运用能力测试题目：表现你撰写大处方的能力是本考试的内容之一，我们需要你根据记忆选择以下答案：

在流行病现场，抗菌素能用于

□ 扁桃体炎

□ 肺炎

□ 耳炎

□ 鼻窦炎

□ 尿道感染

□ 带状疱疹

□ 莱姆病

□ 蛲虫病

□ 皮肤和外伤感染

这一题的核心看得出来是一道考核防止滥用抗菌素的题。但是，却是以非常典型的传染病学现场控制的方式出现，非常有真实感。在答案选项中列举了大量细菌感染疾病。也有非抗菌素控制的疾病，但是，只有莱姆病和皮肤外伤感染需要在扑疫现场投放抗菌素大处方，题干和选项配合得恰到好处。

在传染病扑疫现场，症状性药物可用于

□ 发烧

□ 咳嗽

□ 瘙痒

□ 腹泻

这又是一条关于传染病扑疫大处方能力的考题。所列举的选项都是现场最常见的症状，只有瘙痒需要群体对症处理，以防止由于抓搔造成皮肤损伤，进而发生感染，使现场处理更加复杂化。其他均不应该进行群体处理，而应该放在个体诊疗的领域内逐一排除疫病，加以治疗。如果使用症状控制药物，就有可能妨碍排查现患，更可能由于掩盖症状延误治疗。

综上所述，国外出题与现实生活和实际工作场景更加密切、生动和典型场景。其次，选项远不止 4～5 个，而是尽量列举出想像到的可能性。选项跨度较大，有效防止含以上重复、类似和相互提示。

（于世北）

第六节　医学技术类专业（康复医学治疗技术）试题的命制特点

一、工作内容与工作特点

康复治疗是康复医学的重要内容之一，是使病、伤、残者身心健康与功能恢复的重要手段，也是病、伤、残综合治疗的一个组成部分。康复治疗常与药物疗法、手术疗法等临床治疗综合进行。康复治疗的内容很多，包括医学的、职业的、社会的等多种治疗、训练服务，它的目的是使人们能够尽可能地恢复日常生活、学习、工作和劳动，以及社会生活的能力，融入社会，改善生活质量。康复治疗前应先采集患者的病史，病史要突出其功能障碍、感觉异常、形态改变等，还要包括其最基本的日常生活活动情况，除此之外，不能忽视社会职业史和心理障碍情况。然后对患者进行体格检查，包括视诊，注意肢体残疾、畸形、肌萎缩、姿势、关节协调等；触诊，注意皮肤温度、压痛、肌力肌张力、压痛等，还有步态测定等动诊和肌力测定等测诊。最后通过检查结果对病、伤、残者进行康复评定，根据其康复需要与客观条件，制定一个切实可行的综合的康复治疗方案。康复方案的制定和实施通常以康复医师为主导，康复专业治疗师和相关临床医学科研人员共同协作或组成一个康复治疗组来完成，并在治疗实施的过程中根据病、伤、残者情况的变化及时进行小结、调整治疗方案，直到治疗结束时为止。

二、考核目标

考核理论和实践操作方法。侧重于考核对常用康复的评定方法和治疗方法的掌握程度，考核根据病情的不同进行判断分析，总结患者的主要问题点，制定个性化治疗方案和治疗计划。

康复治疗技术考试以帮助考生熟悉和掌握专业知识，提高从业人员能力和素质为主要目标，切实反映考试对考生在知识点的掌握和专业水平上的要求。希望考生能把所学的理论知识与临床实践相结合，能够熟练掌握康复治疗技术专业的基本理论和技能；并且兼备中、西医学及康复医学的基本理论、基本知识；能够从事康复各科的治疗工作、康复治疗技术学的教学和研究工作，以及社区康复与预防工作；具有一定的分析和解决问题的能力，成为德、智、体、美、劳全面发展的高等技术应用型康复技术人才。

三、考核内容

包括体格检查、物理治疗、作业治疗、言语治疗、心理治疗、中国传统治疗、康复工程、其他治疗、电诊断、运动能力评定、平衡协调的评定、心肺功能评定、人体运动分析、感知认识评定、言语吞咽评定、日常生活活动能力和生存质量评定、癌症的康复。

四、试题举例

试题编写工作应遵循科学、严谨、客观、规范的原则，严格按照实际考试的科目划分和题型分布编写。下面对各种题型进行举例：

1. A1 型题

【例题 1】常发生习惯性脱位的关节是

A. 肩关节　　B. 膝关节　　C. 髋关节

D. 肘关节　　E. 腕关节

【例题 2】以下不属于日常生活活动能力评定量表的是

A. Barthel 指数　B. Katz 指数　　C. PULSES

D. FAQ　　E. FAD

2. A3 型题

以叙述一个单一患者或家庭为中心的临床背景，提出 2～6 个相互独立的问题，问题可随病情的发展逐步增加部分新信息，每个问题只有 1 个正确答案，以考察临床综合能力。

【例题 3】（1～3 题共用题干）患者男，34 岁。从三楼跌落 10 天入院。查体：神清，MMT 检查髂腰肌肌力右侧 5 级，左侧 4 级，股四头肌肌力右侧 4 级，左侧 3 级，胫前肌肌力右侧 2 级，左侧 1 级，趾长伸肌肌力双侧 0 级。肛门括约肌无张力。感觉检查全部正常。

1. 以上检查，可定位患者脊髓损伤水平为

A. L_2　　B. L_3　　C. L_4

D. L_5　　E. S_1

2. 按 ASIA 损伤分级，患者脊髓损伤程度属于

A. 完全性损伤 A 级　　B. 完全性损伤 B 级

C. 不完全性损伤 B 级　　D. 不完全性损伤 C 级

E. 不完全性损伤 D 级

3. 对该患者的功能恢复预测，正确的是

A. 不能行走　　　　　　B. 轮椅基本独立

C. 可进行治疗性步行　D. 可进行家庭性步行

E. 可进行社区性步行

3. 共用备选答案单选题（B1 型题）

由 2～3 个题干和 5 个备选答案组成，选项在前，题干在后。一组题干共用上述 5 个备选答案，且每个题干对应一个正确答案，备选答案可以重复选择或不选择。

【例题 4】（1～3 题共用备选答案）

A. 分离牵引、后伸摆动、侧屈摆动

B. 分离牵引、按压棘突、水平内收摆动

C. 分离牵引、外展摆动、水平内收摆动

D. 分离牵引、松动肩胛骨、侧屈摆动

E. 分离牵引、内收内旋摆动、外展外旋摆动

1. 属于颈椎关节松动手法的是

2. 属于肩关节关节松动手法的是

3. 属于髋关节关节松动手法的是

4. 案例分析题

【例题 5】共用题干：患儿，女，3 岁 4 个月，28 周早产儿，出生体重 1500g，8 个月大时家长因“生后发现全身紧张 6 个月”来康复科就诊，查体见：全身肌张力明显增高，整体屈曲运动模式，伴四肢及躯干明显运动功能障碍，联合反应和共同运动明显；不能独坐及四肢爬，无法完成体位转移，双手全手抓物，不能抓起花生米大小的物体；扶持坐位躯干屈曲，双肩内收，肘部屈曲，拇指少许内收，髋关节内收，膝关节过伸，踝关节外翻扁平，距骨

下陷，尖足；神经系统检查：巴氏征（++++），膝腱反射亢进，跟腱反射轻度亢进。日常反应较迟钝，吃半流质饮食，能理解简单的语言和姿势，语言欠清晰，视听正常。头颅CT示：大脑发育不良。

问题1：患儿目前的诊断最可能是

1. 语言发育迟缓
2. 精神运动发育迟缓
3. 小儿脑性瘫痪
4. 进行性肌营养不良
5. 21－三体综合征
6. 癫痫

问题2：此患儿主要功能障碍有

1. 运动功能障碍
2. 语言功能障碍
3. 智力低下
4. 饮食功能障碍
5. 手功能障碍
6. 空间定位障碍

问题3：患儿下肢肌张力严重增高，被动活动时感到有较大的阻力，被动活动困难，但仍可完成，此时肌张力程度为

1. 0级
2. 1级
3. 1+级
4. 2级
5. 3级
6. 4级

问题4：目前患儿主要要接受的治疗有

1. 言语治疗
2. 运动疗法训练
3. 作业疗法训练
4. 理疗
5. 中医按摩、针灸治疗
6. 镇静药物治疗

问题5：患儿巴氏征（＋＋＋＋），病理部位常见于

1. 锥体系
2. 大脑皮质
3. 小脑
4. 脊髓
5. 锥体外系
6. 大脑前庭

五、国外发达国家考试情况

在美国、加拿大等国家，音乐治疗与言语、物理及职业治疗等都属于辅助医疗架构内的专业，同样需要经过考试、注册才能执业。比如，美国音乐治疗协会要求会员在完成学士或硕士课程后，另外附加6个月的全职实习，考核合格后才能正式注册执业。美国是康复医学建立最早的国家。二次世界大战后发展很快。随着科学的高度进展，现代医学的内容不断充实，康复医学在美国已形成较为巩固的基础。加拿大也不例外，在发展康复医学工作中与美国相比，其规模设施也相当可观。

（李建军　密忠祥）

第七节　试题常见问题和修改

一、试题的内容问题

按照试题给考生赋予的任务来分类，如果试题只是要求对孤立事实进行回忆（并不需要知识的应用），那么试题属于“回忆”型。这类试题多以考察医学基础知识，纯理论多见，常见的题型有A1，多选题；如果试题要求考生作出结论、预计或选择某种处理方式，那么试题属于“知识应用型”，这类试题多以临床实例来表现，常见的题型有A2，A3，A4，案例分析题；对于这两类试题，在试题内容选择上有以下原则可供参考。

（一）医学基础知识、偏理论试题的内容选择

1. 选择岗位应知应会的内容，内容能体现本学科重点

【例题1】赛庚啶最佳给药时间为

A. 7：00 a. m.　　B. 10：00 a. m.

C. 2：00 p. m.　　D. 7：00 p. m.

E. 9：00 p. m.

该试题简明扼要的对正确给药作了考察，考察的知识点对于药学类考生来说属于基本的原则。

2. 把考察重点集中于对考生很重要的核心概念和原则上

【例题2】放射工作人员全身受超剂量照射一般事故的受照剂量为

A. ≥0. 01Gy　　B. ≥0. 02Gy

C. ≥0. 03Gy　　D. ≥0. 04Gy

E. ≥0. 05Gy

该题考察了对预防医学类考生很重要的概念。

3. 避免考察过细，玩文字游戏

【例题3】把以下唐氏综合征患儿（Ⅰ~Ⅴ）的父母按再次生产唐氏患儿的风险从最高危到最不高危排序。假设生下以下所有患儿的年龄都是22岁，下一次妊娠在5年内发生。患儿的染色体核型分别为

Ⅰ：46，XX，－14，＋T（14q21q）pat

Ⅱ：46，XX，－14，＋T（14q21q）de vono

Ⅲ：46，XX，－14，＋T（14q21q）mat

Ⅳ：46，XX，－21，＋T（14q21q）pat

Ⅴ：46，XX，－21，＋T（14q21q）父母未知核型

A. Ⅲ、Ⅳ、Ⅰ、Ⅴ、Ⅱ

B. Ⅴ、Ⅳ、Ⅰ、Ⅱ、Ⅲ

C. Ⅳ、Ⅱ、Ⅴ、Ⅰ、Ⅱ

D. Ⅴ、Ⅳ、Ⅱ、Ⅰ、Ⅲ

E. Ⅲ、Ⅳ、Ⅰ、Ⅱ、Ⅴ

某些时候，命题人会把一道很恰当的简单试题改编得不必要的复杂，以至于读完试题都几乎成为一种挑战。本题就是这样的例子。Ⅰ至Ⅴ的样本就已很复杂，而考生还必须对5个样本进行排序。这种复杂性显然给考生带来了不必要的难度。

（二）临床医学实例试题的内容选择

1. 重点考察在临床实践中才能得到的知识和技能

【例题4】患者男，65岁。在从坐姿站起时发生困难，同时发现无法伸直躯体，但腿部活动正常。则最可能发生损伤的肌肉是

A. 臀大肌　　B. 臀小肌

C. 腿部肌腱　　D. 髂腰肌

E. 闭孔肌

很多医学类试题可以通过病例来做考察，这样可以更好地考察出在实际工作中对这些知识的运用，而非对单纯记忆的考察。

2. 对临床可能出现严重后果的问题，可重点考察

危机处理相关试题考察提问的方式可采用以下提问方法：

- 下一步处理采用哪种方法可以最有效地防止（疾病/死亡/残疾）？
- 患者在下列哪种情况时危险度最高？
- 此时应予以哪种免疫接种？
- 以下哪种检查可以预测这些试验结果？

3. 增加图片等信息资料的使用

【例题 5】如图所示的乳腺组织，下列叙述正确的是

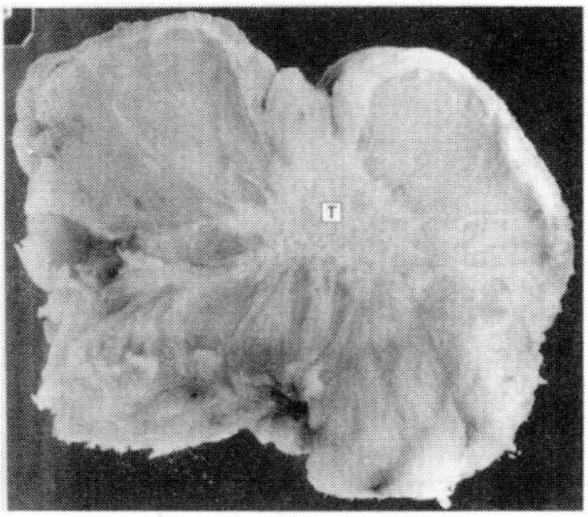

A. 组织病理是良性腺瘤

B. 可以采取局部清除术治疗

C. 边缘模糊提示为恶性肿瘤

D. 是坏死腺瘤

E. 是脓肿

对于一些需要考察考生识别图片能力的专业，应尽量在试题中使用图片，而非用文字给出图片识别结果。

4. 重视试题的原创性

【例题 6】一名护士在其工作的医学中心接受阑尾切

除术。出院后1周，医院副院长询问主刀医生，该护士的最终诊断是什么。主刀医生最合理的答复是

A. 给予答复，这样能方便医院处理有关的医疗保险事宜

B. 给予答复，因为作为医院雇员，副院长可以了解患者的信息

C. 给予答复，因为需要避免关于该患者的不实流言

D. 拒绝答复，因为副院长并非医生

E. 拒绝答复，因为该信息是保密的

该例题通过实际案例考察了伦理学相关知识，这样原创的试题胜于直接摘抄条目/原则让考生凭记忆判断是非的题目。

（三）试题内容选择的常见问题

除了参考以上原则，命题人员在实际命题过程中会遇到很多具体的问题，下面结合实例描述一些试题内容选择中可能存在的问题。

1. 试题内容欠缺科学和严谨

【例题7】尿路感染最常见的致病菌是

A. 变形杆菌　　B. 大肠杆菌

C. 绿脓杆菌　　D. 肠链球菌

E. 结核杆菌

问题描述：尿路感染的原因很多，有医源性的，如介入检查引起的，还有跟生活方式有关的，例题7笼统的问常见致病菌，很不严谨，考生很难作答。命题人员在命制试题时，一定要注意内容的科学严谨性，如小儿与成人用药的区别，同种疾病不同年龄段的区别表现，在设计试题时，要注意提供完整丰富的信息，使内容更科学。

避免方法：明确试题提出的问题，完整题干信息。

修改方法：精确界定何种尿路感染。

修改后试题：

小儿尿路感染最常见的致病菌是

A. 变形杆菌　　　　B. 大肠杆菌

C. 绿脓杆菌　　　　D. 肠链球菌

E. 结核杆菌

2. 滥用不精确的语言，如“经常、罕见、可能”等

【例题 8】由革兰阴性杆菌引起的医院获得性肺炎的比例是

A. 常见　　　　B. 多见

C. 可见　　　　D. 一般

E. 偶发

问题描述：即使在命题专家中，对一些模糊不清的词汇所代表的量化数值也未必能形成共识。例如上题中所表述：命题人员对“经常”（frequently）一词代表的频率值可能为不低于 50%，也可能为不低于 70%，而“可见”与“偶发”之间，“多见”和“常见”之间没有明确的界限，很容易出现交集。考生在回答类似这样的最佳选择题时很容易根据自己的主观判断自行设定边界值，让试题显得模棱两可。

避免方法：减少非精确词汇的堆积，尤其这类词汇为正确答案时，更应慎重。

修改方法：用具体数值代替模糊词汇，尽量使用精确的量化指标，如具体的百分比，或有明确的上下限范围。

修改后试题：

由革兰阴性杆菌引起的医院获得性肺炎的比例是

A. 10% ~30%　　　　B. 30% ~40%

C. 40%～50%　　D. 50%～80%

E. 80%～90%

但值得注意的是：虽然在一道最佳选择试题中，要避免大量不精确词汇的使用和罗列，尤其要避免考察的知识点就是词汇的量化或程度这类题目。但是，不精确的词汇不是绝对不可以使用，类似下列的情况可以使用，例："急性胰腺炎最可能引起下列哪项指标升高"。

3. 可能对考生产生错误引导

【例题9】最适合做胎儿染色体核型检测的是以下哪位28岁孕妇

A. 父亲年龄55岁

B. 超声下显示胎儿囊性水肿

C. 曾生产脊柱裂婴儿

D. 曾有三胎流产史

E. 产妇兄长有21三体综合征

问题描述：此题要求考生从5个病人中选出最适合做胎儿染色体核型检测的病人。似乎考生必须要做一个胎儿染色体核型检测，然后他只能从5个选项中，选择一个最合适的病人。这样的题会对考生留下错误的印象，很容易误导认为该题正确选项的病人应该/必须做染色体检测。

避免方法：试题取材于临床实践时，叙述方式要尽量贴近临床实际，用贴近临床思维的方法来叙述。

修改方法：结合临床过程，正向描述实例。

修改后试题：

健康的28岁女性，孕11周。家族史除2个兄长均有严重智力低下外其余无异常，其母55岁死于乳腺癌，父亲状况不明。无家庭医疗记录。最合

适的检查是

A. 血液检查有无脆性 X 染色体基因携带

B. 血液检查有无苯丙酮尿基因携带

C. 绒毛膜活检有无杜氏肌萎缩基因携带

D. 绒毛膜活检染色体分析

E. 羊水甲胎蛋白检查

【例题 10】氨基糖苷类抗生素均对耳蜗神经有损害，表现为听力减退或耳聋。发生率最低的药物是

A. 链霉素　　　　B. 庆大霉素

C. 妥布霉素　　　　D. 阿米卡星

E. 卡那霉素

问题描述：正确答案为 D。临床上通常要求记住那些最正确的知识。此题考查的是“发生率最低”的药物，容易让考生产生阿米卡星“相对安全”的印象，给考生造成记忆上的误导。

4. 试题内容存在暗示或提示

这类问题主要发生在 A3、A4、案例等病例串类试题的小问之间。

【例题 11】(1～2 题共用题干) 患者男，62 岁。存在酒精依赖，住院进行尿道周围前列腺切除术。次日晨进入手术室时，出现 2 次不明显的痉挛发作。神经检查无明显体征。

1. 最可能的诊断是

A. 酒精戒断综合征

B. 柯萨柯夫 (Korsakoff) 综合征

C. 局部复杂癫痫

D. 韦尼克 (Wernicke) 脑病

E. 癫痫大发作

2. 如确诊为酒精戒断综合征，最恰当的处理是静脉使用下列哪种药物

A. 地西泮　　B. 氟哌啶醇

C. 苯妥英　　D. 2 - 丙基戊酸钠

E. 镇静安眠药

问题描述：对于病例串试题，必须防止暗示/提示，要避免在小问中出现帮助回答其他问的线索（正面或反面线索）。在考试中（尤其纸笔考试），考生答题时经常会前后联系，寻找线索。命题人则应避免这种线索。例如上述试题：第一问考察最可能的诊断，而第二问考察对病人的处理，那么命题人必须注意在第二问中避免出现诊断；除此之外，还应该尽可能做到，第一问中的每个诊断都应该在第二问出现“对应的”治疗药物，反之亦然。否则考生可以通过对照 2 组选项轻易排除某些可能性。

避免方法：A3、A4 型题小问设计时要尽量独立，可以增加假设信息来扩充小问。案例分析题命制完成后应注意核查。

修改方法：在不影响题目完整性、科学性的基础上剔除提示信息，使这些信息变成考生需要自己判断的隐性信息。在设计后续小问的选项时，要参考前面小问的选项，尽可能使选项一一对应。

修改后试题：

患者男，62 岁。存在酒精依赖，住院进行尿道周围前列腺切除术。次日晨进入手术室时，出现 2 次不明显的痉挛发作。神经检查无明显体征。

1. 最可能的诊断是

A. 酒精戒断综合征

B. 柯萨柯夫（Korsakoff）综合征

C. 局部复杂癫痫

D. 韦尼克（Wernicke）脑病

E. 癫痫大发作

2. 最恰当的处理是静脉使用下列哪种药物

A. 地西泮　　B. 氟哌啶醇

C. 苯妥英　　D. 2－丙基戊酸钠

E. 镇静安眠药

5. 试题内容选择的其他相关问题

在实际命题过程中，一般认为有很多内容不适于采用最佳选择题形式考察，或者无法命制大量的该类选择题，下面一些方法可能对解决这个难题有所帮助。

（1）当命题人发现某些内容难以编写选择题时，查找资料，收集所有有关该内容的合格试题。

（2）分析、综合这些试题的特征，编写一个模板，依据模板编写相似的试题。

（3）对没有样题可参考的知识点，仔细分析“究竟需要考察什么”，基于这些知识点，勾勒出考生所需要掌握的任务框架（例如：对每个要素，规定一个掌握要求）。根据任务框架来命制试题，但是要避免出现以下凑试题的情况。

①通过改变无关信息，拼凑新题。

【例组 1】

a. 患者男，40 岁。突发严重头痛、眩晕和呕吐。血压 260/130mmHg，有脑病和四级视网膜病。最合适的药物是

b. 患者男，42 岁。突发严重头痛、眩晕和呕吐。血压 262/132mmHg，有脑病和四级视网膜病。最合适的药物是

【例组 2】

a. 关于凝胶过滤法的叙述，**错误**的是

A. 用于分离蛋白

B. 常用介质是葡聚糖

C. 包括固定相和流动相

D. 原理是分子筛效应

E. 凝胶柱不能重复使用

b. 关于凝胶过滤法的叙述，**错误**的是

A. 用于分离核酸

B. 常用介质是葡聚糖

C. 包括固定相和流动相

D. 介质形成多孔网状结构

E. 凝胶柱不能重复使用

上述2组题命题人员通过改变题干中次要信息，或改变迷惑选项，用相同素材编制2道试题，不可取。

②通过转换题型，编制新题。

【例组3】

a. （1～2题共用题干）我国居民膳食中的铁主要为非血色素铁，该形式的铁在吸收前必须与结合的有机物分离，转化为亚铁后方能吸收，其吸收率较低。

1. 蔬菜中可以帮助铁吸收的成分是

A. 肉类因子　B. 膳食纤维　C. 维生素D

D. 抗坏血酸　E. 胡萝卜素

2. 蔬菜中**不利于**铁吸收的成分是

A. 肉类因子　B. 膳食纤维

C. 维生素D　D. 抗坏血酸

E. 胡萝卜素

b. （1～2 题共用备选答案）

A. 肉类因子　　B. 膳食纤维　C. 维生素 D

D. 抗坏血酸　　E. 胡萝卜素

1. 蔬菜中可以帮助铁吸收的成分是

2. 蔬菜中不利于铁吸收的成分是

上述试题命题人员通过改变题型，把 1 道题变为 2 道题，不可取；上述试题设计为 B 型题较好。

③通过排列组合，转换病例串之间的小问，或者增减小问来拼凑试题。

【例组 4】

a. 共用题干：患者男，30 岁。擦窗时不慎从自家阳台跌落，20 分钟后被送入急诊室。体格检查：血压 50/20mmHg，神清，气促，面色苍白，四肢发凉，脉细弱，左侧胸压痛明显、胸廓塌陷、有骨擦感及反常呼吸征，左胸有一 2cm × 3cm 创口，可听到气体出入创口响声，左侧呼吸音消失，右侧呼吸音减低。

问题 1：根据病例摘要，可以明确的诊断是

1. 多发性肋骨骨折
2. 开放型气胸
3. 血胸
4. 张力性气胸
5. 外伤性膈疝
6. 心包填塞
7. 创伤性休克
8. 颅脑损伤

问题 2：最紧急的处理包括

1. 快速输血输液
2. 给氧
3. 气管切开
4. 开胸探查
5. 半坐卧位
6. 左胸封闭开放性伤口
7. 气管插管
8. 镇静剂

问题 3：询问伤情时，还应重点了解的情况是

1. 昏迷
2. 咯血
3. 受伤体位
4. 搬动方式
5. 伤前健康状况
6. 家族遗传病史

提示：患者伤后无昏迷、呕吐，曾咯血两口，瞳孔正常，颈静脉无怒张，气管右移，左胸壁少量皮下气肿。心浊音界右移，心率 120 次/分，律齐，心音弱，无杂音。腹不胀，无压痛，肝浊音界存在，肠鸣音存在。Hb70 g/L，仰卧位胸部 X 线照片报告为左侧中等量血胸，双肺可疑肺挫伤。

问题 4：此时，患者胸部 X 线照片的其他表现是

1. 纵隔向右移位
2. 左下胸外高内低弧形致密阴影
3. 多根多处肋骨骨折
4. 双侧膈影清晰
5. 右肺散在密度不均阴影

6. 双肺大片毛玻璃样阴影
7. 左胸可见气液平面
8. 心影增大各弧度清晰可见

提示：入院第一天，经胸部加压包扎，固定浮动胸壁，左胸闭式引流，封闭胸部开放性创口及快速补足血容量后，尿量40ml/h，但呼吸困难仍存，呼吸24次/分，有时咳血痰，动脉血气分析报告：pH 7.45，PCO_2 26.3mmHg，PO_2 67.5mmHg，BE：-3mmol/L，$SaO_2$94%。

问题5：患者呼吸困难最可能的原因是
1. “连枷胸”处理不理想
2. 心包填塞
3. 呼酸+代碱
4. 血气胸未消除
5. 肺挫伤
6. 感染
7. 休克未纠正

b. 共用题干：患者男，30岁。擦窗时不慎从自家阳台跌落，20分钟后被送入急诊室。体格检查：血压50/20mmHg，神清，气促，面色苍白，四肢发凉，脉细弱，左侧胸压痛明显、胸廓塌陷、有骨擦感及反常呼吸征，左胸有一2cm×3cm创口，可听到气体出入创口响声，左侧呼吸音消失，右侧呼吸音减低。

问题1：根据病例摘要，可以明确的诊断是
1. 多发性肋骨骨折

2. 开放型气胸
3. 血胸
4. 张力性气胸
5. 外伤性膈疝
6. 心包填塞
7. 创伤性休克
8. 颅脑损伤

问题2：最紧急的处理包括

1. 快速输血输液
2. 给氧
3. 气管切开
4. 开胸探查
5. 半坐卧位
6. 左胸封闭开放性伤口
7. 气管插管
8. 镇静剂

问题3：询问伤情时，还应重点了解的情况是

1. 昏迷
2. 咯血
3. 受伤体位
4. 搬动方式
5. 伤前健康状况
6. 家族遗传病史

提示：患者伤后无昏迷、呕吐，曾咯血两口，瞳孔正常，颈静脉无怒张，气管右移，左胸壁少量皮下气肿。心浊音界右移，心率120次/分，律齐，心音弱，无杂音。腹不胀，无压痛，肝浊音界存

在，肠鸣音存在。Hb70g/L，仰卧位胸部 X 线照片报告为左侧中等量血胸，双肺可疑肺挫伤。

问题 4：此时，患者胸部 X 线照片的其他表现是

1. 纵隔向右移位
2. 左下胸外高内低弧形致密阴影
3. 多根多处肋骨骨折
4. 双侧膈影清晰
5. 右肺散在密度不均阴影
6. 双肺大片毛玻璃样阴影
7. 左胸可见气液平面
8. 心影增大各弧度清晰可见

提示：入院第一天，经胸部加压包扎，固定浮动胸壁，左胸闭式引流，封闭胸部开放性创口及快速补足血容量后，尿量 40ml/h，但呼吸困难仍存，呼吸 24 次/分，有时咳血痰，动脉血气分析报告：pH 7.45，PCO_2 26.3mmHg，PO_2 67.5mmHg，BE：-3 mmol/L，SaO_2 94%。

问题 5：患者呼吸困难最可能的原因是

1. "连枷胸"处理不理想
2. 心包填塞
3. 呼酸 + 代碱
4. 血气胸未消除
5. 肺挫伤
6. 感染
7. 休克未纠正

问题 6：解决呼吸困难的关键措施是

1. 肋骨断端牵引固定

2. 使用呼吸兴奋剂
3. 加快输血输液速度
4. 纠正呼吸性酸中毒
5. 心包引流
6. 使用呼吸机
7. 联合大量抗生素
8. 使用呼吸机正压给气

上述试题例组命题人员通过在病例串中增加一问来编制新试题，类似还有通过替换病例串中一小问来编制试题的，这样的技巧都是不可取的。

二、试题的形式问题

（一）题干描述不规范

试题的题干应当给出一个要求考生作出判断和解释的模拟实际工作场景。场景中包括特定的任务、对象和相应的问题。当试题没有提供准确、充分、合理的相关信息时，考生将不得不按照自己的理解和工作经验对试题作出自己的补充解释和判断，而不同的理解和解释将造成试题标准化、规范化的缺失，引起试题功能差异。因此，除非与问题完全无关，否则这些因素不能模糊处理。

试题题干的问题总体上包括三类：信息不足、信息过多和信息错误。具体有以下几种表现。

1. 题干表达模糊笼统，考察知识不明确

【例题 12】关于呼吸系统疾病，说法正确的是
A. 肺气肿时主要表现为吸气性呼吸困难为主
B. 肺透明膜病主要是Ⅱ型肺泡上皮功能不全
C. 大叶性肺炎灰肝样变期咳铁锈色痰

D. 小叶性肺炎成人常见

E. 病毒性肺炎中以流感病毒最常见

问题描述：这类“关于…，正确/错误的是”的试题往往直接来自书本。从书本中抄到关于某一个问题的5段描述，对其中一个进行修改后就可以作为试题。但这样的试题只能考察单纯记忆的内容，无法直接推断考生的临床实际工作能力。此题题干描述欠具体，不能提供与要考察知识点相关的足够信息，故而给人“漫无边际”的感觉。而五个选项所涉及的内容也较分散，考察重点不明确。

避免方法：明确试题提出的问题，在一般情况下，问题必须和某个临床特定的情景，以及在此情景下的决策/行为有关。

修改方法：上题中每个选项均可以作为一个问题独立出现。例如A选项可以改为：“［病例基本信息］，［一组症状］。其中，最支持肺气肿诊断的特征性症状是”。

【例题13】软组织扭挫伤后应用冷疗的开始时机为

A. 损伤后即刻　　B. 损伤后24小时内

C. 损伤24～48小时后　　D. 损伤后1周

E. 损伤后1月

问题描述：此题题干表述不清，考生难以判断“开始时机”是指“最佳时机”还是“允许时机”。从实践上看，对临床医师而言，冷疗开始的时机是受各类因素影响的，例如：患者送来时间？扭挫伤位置？有无其他更需要紧急处理的问题？此类科普式的问题除了考察考生记忆能力外，不适合测量临床医师实际工作能力。此外B选项涵盖A选项，违反了备选答案之间应相互独立的原则。

避免方法：简单的知识点并不代表一定要以简单的表述来加以考察。试题应给出更详尽的信息，避免考生理解上的差异。

修改方法："［病例基本信息］（包括时间线），［简单全身检查结果］（排除其他外伤），对受伤部位的处理是"。

这样，试题就可以具有很大的灵活性，可以安排受伤事件于任何一个时间点，可以相应增加其他内外伤。就此，不同的情况可以带来不同的答案。这样的题干可以构成一个潜在的模板。

2. 题干背景信息不完整，缺乏回答问题必需的全部要素

【例题 14】慢性胆囊炎需要

A. 胆总管引流　　B. 腹腔引流

C. 胆囊切除　　D. 胆囊造瘘

E. 给予解痉止痛

问题描述：此题考查的知识点是慢性胆囊炎的处理。这是一个知识点，但本题中缺失了应用这一知识点的背景和工作任务。慢性胆囊炎的各阶段处理是不一样的，同时，对于不同情况下的医务人员的工作任务内容也各不相同，有时甚至相互矛盾。

避免方法：给出完整的信息，包括问题背景、相应的任务和提出的问题。

修改方法：宜改用病例摘要型最佳选择题，在命题前，明确考察的知识点和医疗任务。描述某病人就诊，查体所见及实验室检查结果，最后提出问题"对此病人应采取的治疗是"。

3. 题干表达冗长拖沓，包含无关信息

【例题 15】人体内有些结石容易在碱性尿中形成，有些不容易形成，下列哪种结石易在碱性尿中形成

A. 尿酸结石　　B. 磷酸盐结石

C. 草酸钙结石　　D. 胱氨酸结石

E. 黄嘌呤结石

问题描述：如前所述，试题应当是对临床情景的模拟，而不是教材或是书本。该题中划线部分的内容与临床情景无关，与作

答信息无关，可以删去。

避免方法：从考察结构上，考试机构应完善考察内容的框架模型，建立以临床实践为基础的大纲；命题工作不要抄书本，应当来自实践经验。

修改方法：如果是单纯的医学教育考试，可以改成“下列哪种结石易在碱性尿中形成”。如果从实践出发，可以作如此表述：“［病例基本信息］，［导致尿液碱化的因素］（如需增加难度，可以只表述这些因素，而不提“碱化尿液”），此时，患者最可能发生哪种结石/应注意患者发生下列哪项问题的可能性（不止包括结石）”。

【例题16】2005年5月30日，国家海洋局东海分局“中国海监3837”号海监飞机在浙江北部海域巡航监视时发现，舟山花鸟山、嵊山、中街山、朱家尖、虾峙门一线两侧各10公里范围海域发生颜色为暗红色、淡紫色、呈不连续条状的大面积赤潮，面积超过4000平方公里，部分海面漂有大量藻类残骸。到6月2日，赤潮面积超过7000平方公里。据有关人士介绍，5月30日发生的此次赤潮是浙江省有记载以来，范围分布较广的一次。关于赤潮的说法，**错误**的是

A. 与水体富营养化有关

B. 水面颜色与污染物的种类有关

C. 与水中磷含量过高有关

D. 与含氮化合物含量过高有关

E. 应当禁止食用赤潮发生地区的水产品

问题描述：在“关于赤潮……”等字样前，作者用了多达196个字符来描述一次赤潮的发生。但后面的问题与这一实际工作场景完全无关，与例题12中的“说法，正确/错误的是”有相

似的缺陷。此题的形式看似是一道病历摘要型最佳选择题（题干为叙述一段简要病例或工作实例），实际上题干前面的大段叙述对于回答问题没有意义，而且加大了考生的阅读量，但实际作答所需要的信息却不够完整。

避免方法：要把拟命制的试题的场景、任务和问题结合起来。而不是各说各的。同时，明确本题需要考察工作中的哪个环节，考生需要在哪个点上作出判断、分析和处理。

修改方法：

（1）“1 天前，海监飞机发现，某海域发生颜色为暗红色、淡紫色、呈不连续条状的大面积海洋着色，面积超过 4000 平方公里，部分海面漂有大量藻类残骸。这种情况被称为”（确定考察赤潮的判断）

（2）“1 天前，海监飞机发现某列岛海域发生大面积赤潮，面积超过 4000 平方公里，部分海面漂有大量藻类残骸。目前首要的处理是”（确定考察赤潮的处理）

（3）“［基本信息同上］，此时海洋水体可能发生下列哪项变化/应对海水进行哪项检查以明确成因”（考察赤潮的成因和判断）

（4）“［基本信息同上］，此时所在区域的海产品应如何处理”（考察赤潮的处理）

4. 题干语义不明确，容易产生歧义

【例题 17】患者女，28 岁。原有慢性肾盂肾炎，未坚持治疗。近半年来血压上升，伴眼睑水肿，此时查尿液最重要的变化是

A. 大量白细胞　　B. 大量蛋白

C. 大量颗粒管型　　D. 乳糜尿

E. 血红蛋白尿

问题描述：此题是一道病例摘要型最佳选择题。由于问题引导语的描述不清，考生对问题可能产生两种不同方向的理解：①为选择治疗最应重视的尿液变化？②目前尿液检查已经出现的最显著变化？考生将按照自己的经验作出解释并作出完全不同的选择。造成试题无效。

避免方法：在命制病例摘要型试题时，应当明确：考察的是哪个环节？一般的，临床试题所涉及的医师工作环节无外乎信息收集、分析、补充收集、判断、处理等若干环节。在试题中应当给出明确的环节。

修改方法：如果将问题明确在“诊断”环节，问题就可以改为“提示该患者目前已处于尿毒症期的尿液变化是”或是其他，这样就不会引起考生误解。

（二）备选答案编制不规范

一道试题只能围绕一个中心内容，全部选项考察的内容属于同一个维度，可以进行比较。选项之间不能互相重复、包括、交叉、重叠，选项之间应互相独立，属于同一分类、层次。选项应在语法、逻辑上与题干相衔接，全部选项应在语法、句法、用词、长度和复杂性上保持一致。备选答案要按照正确的顺序排列，正确选项要确凿、唯一。

编制备选答案时的常见问题具体表现为：

1. 备选答案迷惑性不强

【例题 18】大麻中所含精神活性物质最主要的成分是

A. Δ9THC　　B. Morphine

C. Heroin　　D. MDMA

E. MAMD

问题描述：此题选项 E 明显由选项 D 改造而成，“MAMD”

这种物质根本不存在。编制的备选答案既要有迷惑性，又要有科学性。如果备选答案迷惑性不强，考生可以先直接排除明显错误的选项，然后在剩下的选项中进行判断，无疑降低了试题的答题难度。

避免方法：备选答案的编制应符合临床实践工作，相互独立存在，不应随意制造不科学的选项。

修改方法：E 选项应改成一个临床实际存在的物质。

【例题 19】患者男，46 岁。酗酒 20 余年，每日饮白酒半斤至一斤不等，且经常空腹饮酒。因影响工作和生活，家人曾多次为其戒酒，但未果。现病人意识清晰，智能相对良好，但有近事记忆障碍和言谈虚构倾向，可能出现了 Korsakov 综合征。此综合征病变主要累及

A. 松果体
B. 脑垂体
C. 乳头体
D. 胼胝体
E. 扁桃体

问题描述：试题中 E 选项明显不正确，与题目无相关性，考生直接可以排除，降低了试题难度。

避免方法：备选答案的构成应围绕一个中心内容，同属于一个分类、层次。

修改方法：E 选项改为“纹状体”，更科学且具有迷惑性。

【例题 20】工业“三废”是指

A. 生活废物
B. 生活废水
C. 工业废水、废气、废渣
D. 生活垃圾
E. 生活废气、废渣

问题描述：此类试题主要考察记忆性的基础知识，试题中选项 C 明显正确，与题干都出现了“工业”两字，且只有 C 是有

三个种类。考生无需思考，直接可以做出正确选择。

避免方法：备选答案的构成应具有科学性，不能对考生提示，简单记忆的选项应能让考生思考后，做出正确的判断。

修改方法：E 选项应修改为工业废水、生活废气、废渣，A、B、D 选项修改同 E。

2. 备选答案内容不同质

【例题 21】

A. 蛔虫卵的抵抗能力很强，一般可活 1～2 年

B. 蛔虫卵的抵抗能力很强，可活半年～1 年

C. 蛔虫卵对化学药剂的抵抗力

D. 蛔虫卵对高温的抵抗力

E. 蛔虫卵对酱油、盐的抵抗力

1. 在湿润松土里

2. 在粪便中

3. 抵抗力强

4. 抵抗力弱

问题描述：此题选项 A 和 B 考查的是蛔虫卵的存活时间，而选项 C、D、E 考查的是蛔虫卵的抵抗力大小。此外 1、2 问和 3、4 问的考查内容也不相同。在回答每问时，考生可根据考查的内容排除 2～3 个备选答案。

避免方法：配伍型选择题特别要注意选项描述的是同一方面的问题，即选项必须同质。

修改方法：此题可修改成两道 B1 型题，B1 型题由 2～3 问组成，1、2 问可以组成一道 B1 型题，并可以把 C、D、E 选项中相应的存活时间做更改（C 选项可改为蛔虫卵的抵抗能力很强，可活 2～3 年）。3、4 问同样可以修改成另一道选项同质的 B1 型题。

3. 备选答案与题干没有构成相应的逻辑关系

【例题22】关于脑膜炎球菌的培养特点，<u>**错误**</u>的是

A. 革兰阴性双球菌

B. 抵抗力很弱

C. 营养要求高

D. 培养需要二氧化碳

E. 细菌不侵入血液

问题描述：此试题考查的是脑膜炎球菌的培养特点，而选项A、B和E与题干没有构成相应的逻辑关系，此外选项内容也不同质。

避免方法：一道试题只能围绕一个中心内容，全部选项考查内容应该紧扣主题，不能把病因、临床表现、治疗、预后等内容都放到一道试题中考查。

修改方法：A、B、E选项应修为符合脑膜炎球菌的培养特点的同质选项。

4. 备选答案相互包容、相互交叉

【例题23】引起右心功能不全呼吸困难的原因是

A. 气道反应性增强

B. 支气管狭窄及阻塞

C. 体循环淤血

D. 供氧不足

E. 呼吸中枢兴奋性降低

问题描述：此试题部分选项覆盖了全部回答的可能性，选项C和D涵盖了全部的可能。类似的情况还有：E选项为“以上都正确”或者“A + C”，包含了全部或部分选项的内容，也违反了命题原则。

避免方法：试题选项之间不能相互重复、包括、交叉重叠，

选项之间应互相独立，属于同一分类、层次。杜绝“以上都正确”或者“A+C”等形式出现。

修改方法：将C、D选项修改成与其他选项同质且不相互包含的选项。

【例题24】Ⅰ型呼吸衰竭的主要发病机制为

A. 换气功能障碍

B. 通气/血流比例失调

C. 弥散功能障碍

D. 肺的顺应性降低

E. 限制性的通气不足

问题描述：此题选项A涵盖了B和C，因而考生在选择正确答案时可以不需考虑B和C的可能性。此题存在的问题与例题23的情况一致。

避免方法：试题选项之间不能相互重复、包括、交叉重叠，应互相独立。

修改方法：将B、C选项修改成与其他选项同质且不相互包含的选项。

5. 备选答案语法、长度不一致

【例题25】引起慢性肺脓肿的患者反复大咯血的病理基础是

A. 脓肿腔壁血管失去肺组织的支持，血管壁损伤形成血管瘤

B. 并发有支气管扩张

C. 脓气胸

D. 支气管胸膜瘘

E. 脓肿空洞未闭合

问题描述：此题正确答案A明显比其他选项长且详细，对于

部分考生来说，无疑存在一定程度的暗示作用。

避免方法：选项除应在语法、逻辑上与题干相衔接外，全部选项应在语法、句法、用词、长度和复杂性上尽量保持一致。

6. 备选答案之间相同内容多，描述过于繁琐

【例题 26】关于有机化合物的描述，正确的是

A. 可燃性、溶点低、难溶于水、导电、反应速度慢、不良反应副产物多和同分异构现象普遍

B. 可燃性、溶点低、难溶于水、不导电、反应速度快、不良反应副产物多和同分异构现象普遍

C. 可燃性、溶点低、难溶于水、不导电、反应速度慢、不良反应副产物多和同分异构现象普遍

D. 可燃性、溶点低、难溶于水、不导电、反应速度慢、不良反应副产物少和同分异构现象普遍

E. 可燃性、溶点高、难溶于水、不导电、反应速度慢、不良反应副产物多和同分异构现象普遍

问题描述：备选答案过长，内容较多，增加了考生的阅读量。

避免方法：备选项中相同的表述或相同的内容应统一放到题干中，尽可能避免选项过长、文字过多，以减少考生的读题时间。

修改方法：此题应将“可燃性”、“难溶于水”、“同分异构现象普遍”等相同的词语去掉，题干可改为“有机化合物除具有可燃性、难溶于水、同分异构现象普遍的特性外，还具有的特性是”。

（三）文字表达不规范

1. 语句不通顺

【例题 27】食管癌的自然环境因素是

问题描述：此题食管癌是果，自然因素是因，另外自然因素范围太大，让考生读起来容易产生歧异，难以理解试题考查的真正内容。

避免方法：试题的文字水平要适合考生，试题中应避免产生歧异、难懂的词语，从国外刊物中摘译下来的临床情景也应该采用意译，语句通顺，要符合中文语言表达的习惯。

修改方法：题干应修改为“引起食管癌的气候因素/环境因素是”

2. 使用一些含义不清的词语、简称和地方用语

【例题28】决定CT扫描层厚的是扇形X线束的

A. 厚度　　B. 宽度　　C. 强度

D. 剂量　　E. 硬度

问题描述：此题选项B的概念不清，考生理解可能因人而异，容易产生歧异，且难与选项A区别。

避免方法：试题中的术语、名称、数值和单位要规范标准，应按照国家标准和法定计量单位规定书写，避免使用不规范的简称、地方用语。

修改方法：应把B选项宽度改为“密度”，这样就不会引起歧异，考生可以有效的判断。

【例题29】对药事管理来说，药品与食品等其他商品区别的最基本点是

A. 批准文号　　B. 批准部门　　C. 特殊性

D. 管理方法　　E. 使用目的和使用方法

问题描述：此题存在3个问题：①题干“最基本”的确切含义很难界定；②C选项“特殊性”与其他选项的形式不一致，内容也过于含糊；③E选项过长，容易被识别。其中问题②、③前面已经说明，问题①“最基本”会让考生产生不同的理解。

避免方法：试题中应避免出现模糊不清的词语，一些描述数量和程度的词语没有明确的含义，如“绝不、从不、全部、完全、所有、一直、极少”等。绝对性词语容易引起心理暗示，考生往往对含有绝对性词语产生排斥或否定态度。

修改方法：应把题干改为“对药事管理来说，药品与食品等其他商品区别的基本点是”。

【例题30】关于醛酮的物理性质的描述，正确的是

A. 醛酮的沸点比分子量相近的烃和醚稍高，比相应的醇为低

B. 醛酮的沸点比分子量相近的烃、醚和醇为低

C. 醛酮的沸点比分子量相近的烃、醚和醇为稍高

D. 醛酮的沸点比分子量相近的烃和醚稍低，比相应的醇为高

E. 醛酮的沸点比分子量相近的烃和醚稍低，比相应的醇为低

问题描述：此题备选答案中“稍高”、“高”、“稍低”、“低”的含义不明确，不同人可能有不同的理解。

避免方法：试题中应避免出现模糊不清的词语，一些描述数量和程度的词语没有明确的含义，如“通常、一般、频繁、有时、经常、普遍”等。这些词语具有相对性，不同的人会产生不同的理解，不同的背景也会导致不同的理解。

修改方法：应把选项中的“稍高”改为“高”。

【例题31】患者宋洋，男性，东北人，30岁。近4年来经常间断四肢关节疼痛，近来感乏力、纳差、心悸、气促，肝在肋下2.5cm触及，轻触痛。查血红蛋白97g/L，尿蛋白（+）；双下肢轻度浮肿。最首要的治疗原则是

A. 输血治疗　　　　B. 保肝治疗

C. 控制心功能衰竭　　D. 关节痛对症治疗

E. 吸氧治疗

问题描述：此题的问题是出现了患者的姓名及籍贯。除了地方病类试题应避免出现一些与考试无关的病历信息。

避免方法：试题中应避免使用对某一特定考生群体带有偏见及冒犯性质的语言文字。病历型试题中不能直接摘录真实病历，特别是不能出现患者姓名，应改为“患者男”、“患者女”或“患儿”。

修改方法：去掉与试题无关的患者姓名及籍贯信息。

（四）其他不规范问题

1. 不能反映本专业测试要求的试题

【例题32】正常成人颅内压力不超过

A. 0.2 kPa　　　　B. 0.4 kPa

C. 0.8 kPa　　　　D. 1.0 kPa

E. 2.0 kPa

问题描述：临床上一般以 mmH_2O 为单位来衡量颅内压力。本题考核的是考生对正常成人颅内压力的掌握，而不是要考核 kPa 和 mmH_2O 之间的单位换算关系。

避免方法：试题应表明具体考查目标，考查知识点要明确，同时数值和单位应按照国家标准和计量单位规定书写。

修改方法：备选答案最好改成“0.2 kPa（20 mmH_2O）……”。

2. 题干或选项间互相提示的试题

【例题33】某河流受到养猪场粪便污水的污染，卫生人员欲对河流作细菌学检查。下列指标中最能反映该粪便污染的是

A. 细菌总数　　　B. 总大肠菌群

C. 粪大肠菌群　　　D. 拟杆菌

E. 乳酸杆菌

问题描述：本题的正确答案是 C。由于题干中两次出现“粪便污染”，而五个选项中只有 C 选项提到“粪”，具有明显的暗示性。因此考生很容易选出答案 C，增加了猜对答案的概率。

避免方法：试题中不能出现与正确答案相同或相似的词语，否则容易给考生造成暗示或提示。

（五）其他文字规范性问题

1. 病例描述

规范的病例描述方式为“患者男，…岁。因……入院。查体：……。辅助检查：…… 。”（年龄≤14 岁的称“患儿”）

2. 计量单位

RBC 3.5×10^{12}/L（不再用 350 万/mm^3）

PaO_2 100mmHg（不再用 13.3 kPa）

具体内容可参见附录 D：《法定计量单位与应用说明》

3. 医学名词

发绀（紫绀），克罗恩病（克隆病）

具体内容可参见附录 B：《常用医学规范名词对照表》

（郭　姣　陆建成）

参考文献

[1] 张晓涛，马秀谊．《选择题的测试功能及其适用性分析》[J]．中国考试，2008（2）：38－43.

[2] 关丹丹．《主观题与客观题辨议》[J]．中国考试，2008（7）：51－55.

[3] 黄新宪．传统考试文化利弊考 [J]．山东教育科研，1996 年（3）.

[4] 张兵，胡建华．计算机考试系统的研究现状及基于 C/S 结构的计算机考试系统的实现［J］．硅谷，2009（5）．

[5] 韩雪娜，关绍云．谈高校无纸化考试［J］．教育探索，2009，（11）．

[6] 乔剑涛．无纸化考试的应用现状及前景分析［J］．价值工程，2011（10）．

[7] Chornick, N. L., Yocum, C. J., Jacobsen, J.（1995）. Job analysis: Newly licensed practical/vocational nurses. Chicago: National Council on Measurement in Education.

[8] June Smith, PhD, RN Lynda Crawford, PhD, RN, CAE, *Report of Findings from the* 2002 *RN Practice Analysis*: *Linking the NCLEX-RN® Examination to Practice*, VOLUME 9, MARCH 2003 NCSBN Research Brief, National Council of State Boards of Nursing, Inc.（NCSBN）

[9] Downing, Steven M.（EDT）/Haladyna, Thomas M.（EDT）, Handbook of Test Development, p. 144 Lawrence Erlbaum Associates, lnc., Publishers.

[10] R. Brennan（Ed.）, Educational Measurement（4th ed., Figure 9. 2）. Westport, CT: American Council on Education.

[11] R. Brennan（Ed.）, Educational Measurement（4th ed., Table 9. 5）. Westport, CT: American Council on Education.

第四章

我国医学考试其他类型试题的分类与命题技术

题型的选择是考试命题的一个重要环节，不同的题型对应了不同的评价内容和方法的设计思想。随着社会发展对考试功能需求的不断变化，试题题型也在不断的发生变化。主观题是出现最早、历史最悠久、目前仍广泛采用的一种题型。起源于汉文帝时期，并在隋唐时期开始繁荣起来的科考中发扬光大。后来产生的八股文由于格式过于固定和程序过于僵化，反而限制了考生思维的发挥，也使主观题的功能受到了严重打击。新中国成立后，尤其是高考恢复后，主观题再次发展起来，试题种类更加丰富，试题内容也更加贴近实际。

在廖平胜主编的《公务员大词典》中，将主观题定义为：“根据评分方法的不同，试题可分为客观性试题和主观性试题。主观性试题是与客观性试题相对应的试题的总称，又称‘非客观性试题’、‘自由应答试题’、‘论文式试题’。”由国家教委考试管理中心－高考知识、能力、题型课题资料组编写的《标准化考试题型》一书中，将主观题解释为：“正确答案由被试自己来表述，评分须由教师凭主观判断给分的试题叫做主观性试题。”

主观题不是一种试题类型，而是具有某种特点的众多类型试题的总称。它的特点主要是：①每题有超过一个可能正确的答案；②考题容许答题者自由发挥；③需要评卷者判断答案。

主观题优点主要有：①它可以从总体上对知识进行综合考查；②它可以设置适当的问题情境，使考生充分阐述自己的见解，提高试题的测试功能；③它能够在一定程度上反映考生解答问题的思维过程和对问题理解的程度，较客观性试题更为全面地提供考生水平差异的信息；④根据解答过程和正确程度给分，比根据最后结果对错给分更有合理性；⑤由于需要考生自己提供答案，所以受猜测成分的影响也很小，考生若不具备完整的知识，是无法答对的。

缺点主要表现在：①被试在作答时，所需时间较长；②在限定的时间内，试题数量不能太多，知识的覆盖面小；③往往缺乏明确统一的答案，评分比较困难，而且评卷时还往往要受到阅卷者的主观性因素影响，测验误差不易控制。

大范围的人数众多的考试，宜采用客观题考试方法，也利于应用计算机技术，对于小范围的少数人的考试，可采用主观题考试方法。主观题主要用于着重考查理解问题的深度和运用知识的能力，传统的主观题有论述题、作文题、计算题等，同时结合现代越来越注重对实践能力的评价，衍生出更多的更贴近实际工作的类型，如材料（案例）分析题等。在医学考试中，由于医学实践性强的特点，在主观题中还演变出实际操作性试题。

第一节　题型分类

一、考查知识和思维过程为主的试题

（一）简答题

简答题（short answer questions）要求考生根据已知信息简明扼要地回答所提出的问题。简答题适合于考查基本概念和基本原理，对考生的分析能力、理解能力、书面表达能力有一定的要求，较能测量考生较高层次认知能力，较能全面的考查考生对问题的理解和掌握程度。简答题具有主观题的显著特征，考核内容简明扼要，一般用于考查某个基本概念或基本原理，所以简答题的题目命制相对容易，答案唯一性相对好把握。同时，由于无从猜测，从考试得分的角度，简答题得分明显难于判断题、选择题。

编制简答题一般要注意：

1. 作答的内容最好是一个完整知识中容易出错而又十分重要的关键问题。

2. 试题答案不但要唯一，而且要简短具体。

3. 试题提出的问题不要涉及一些不确定的知识。

4. 避免试题本身有作答线索。

5. 试题用语不能照抄课本，应重新组织措词。

6. 尽量把问题与实际情景结合起来，不仅强调知识的记忆，还要强调知识的实际应用。

目前，随着计算机技术在考试中的应用，以及客观题在全国统一考试中较易操作，简答题在医学类全国统一考试中已经应用较少，目前医学博士研究生入学考试还保留有简答题题型，在各医学院校自行组织的考试中应用也比较广泛。

（二）论述题

论述题（essay questions）是主观性试题的最主要代表。传统观点认为，论述题是指向被试提出问题，要求被试用自己的语言组织答案进行回答的试题。现行的观点则认为，论述题是运用一定的原理或观点联系现实生活中的实际问题，进行说理分析，得出某些结论的一种题型。按照教育学的理论，认知领域可以从低到高分为六个层次，即记忆、理解、应用、分析、综合和评价，论述题特别有利于考核高层次的知识水平。论述题提出的问题要求被试必须充分运用所掌握的知识，用自己的语言，将其组成紧凑连贯、条理分明而又有逻辑系统的答案。通过答案，可以了解被试的整个思维过程，也能够体现出被试组织表达概念的能力，讨论分析问题的能力，描述运用原理的能力，综合总结知识的能力及具有独立见解的评价能力。

论述题受其自身条件所限，考试时不可能有过多的题量和很广的覆盖面，评分标准不易统一，无关因素干扰大。论述题缺乏一个独一无二的标准答案，难有一个统一客观的评分标准。阅卷者终究是依据个人的主观认识进行评分，许多无关因素都会不同程度地破坏评分结果的可靠性。同时，在论述题考试中成绩与机遇有关。如果考题恰在被试的预料和准备之中，回答起来就会轻而易举。因此，被试在考试之前少有不猜题的。

随着考试改革的推进，论述题的命题方式改变了由理论推演问题的考查方式，注重从实际问题出发命题，其测试结构可以分为两类。一类是由现实问题出发，考查被试是否具有解决这一问题的能力。此类命题模式只是为了解决问题而设置题目，考查解决问题的水平。另一类是由实际问题出发，考查被试是否掌握了科学理论或科学原理和方法，并进一步考查是否能应用科学原理和方法解决实际问题。这种测试结构重在考查对科学体系的掌握程度，进而测查对原理方法的应用能力，更适用于学业考查和选拔性考试。

（三）结构化面试及结构化面试题

面试是测评综合素质的重要方法，是评价者与被试者面对面观察、交流的过程，是评价者通过双向沟通来了解被试者的综合素质、能力特征以及思想动机的人才测评方法。合理安排面试内容，可以简化不必要的程序，大幅度提升面试效率。一般的面试较随意，考核内容不统一，问题非标准化；评价标准不一致，难以避免评价者个人偏好、经验主义、先入为主的问题；能力考查不全面，容易忽略被试综合素质中的某些方面或是对被试专业技能考查力度不够。随着管理理念和方法日趋先进，结合传统面试的经验与不足，本着形式多样、内容全面、试题标准、程序规范、面试人员专业化的理念，结构化面试逐渐兴起。早期面试研究认为面试信度和效度较低，但是从 20 世纪 80 年代初以来，大量国外实证研究发现面试尤其是结构化面试有较好信度和效度。我国企业随着市场竞争加剧，企业用人需求处于不断变化之中，为尽快地遴选到合适的人员，企业管理者越来越意识到传统的面试方法存在着明显的不足，而结构化面试日益得到管理者的青睐。医疗机构的很多岗位在招聘、晋升工作上也都广泛的应用了结构化面试。

结构化面试（structured interview）是指在面试内容、程序和评价三个方面进行结构化的一种面试形式，包括内容结构化、程序结构化和评价结构化三个方面。结构化面试还可以理解为是根据特定岗位的胜任特征要求，遵循固定的程序，采用专门的题库、评价标准和评价方法，通过考官小组与被试面对面的言语交流等方式，评价被试是否符合岗位要求的人才测评方法。结构化面试比非结构化面试具有更高的信度和效度。

1. 结构化面试的特点

（1）结构化面试兼具面试与笔试的优点。一般而言，笔试由于命题、评分及评价的客观化程度高，误差相对容易控制，但对一些深层次的能力及个性表现很难考查；而结构化面试可以通过考官与被试面对面的交流，对被试提一些较深层次的问题，对被试的实际能力以及性格特征进行综合评价，而且优于传统的非结构化面试，避免了提问的随意性以及考官与被试之间的相互影响，误差得到控制。所以，结构化面试既保持了面试中双向交流、综合评价、与工作实际结合紧密的优点，又吸收了笔试中的一些客观化、标准化的措施，因此显著地提高了面试的信度与效度。

（2）结构化面试的题目事先确定评分标准。在面试过程中，不是只由一位考官进行评定，而是由 7 ~ 9 名考官独立评定，然后对所有考官的评定加以平均，这就避免了由一位考官决定被试命运的情形，且考官上岗前都须经过培训，因而减少了主观评分误差。

（3）结构化面试测评要素的确定以工作分析为基础，试题与工作内容紧密结合。在结构化面试中，测评要素并不是随意确定的，而是在系统的工作分析基础上由专家研究确定的。面试的目的是要将更合适测评岗位的人选拔出来，如果没有对职位要求的工作分析，那么就无法确定与拟任岗位的要求密切相关的录用标准，也就无法达到面试的最佳效果。所以，以工作分析为基础确定测评要素是结构化面试的重要特点。相对于非结构化面试而言，测评效度较为理想。

（4）结构化面试的实施过程对所有的被试相同。在结构化面试中，不仅面试题目对报考同一岗位的所有被试相同，而且面试的指导语、面试时间、面试问题的呈现顺序、面试的实施条件都应是相同的。这就使得所有的被试在几乎完全相同的条件下进行面试，保证面试过程的公正、公平。

（5）结构化面试有规范的、可操作的评价标准。针对每一个测评要素，结构化面试有规范的、可操作的评价标准。突出表现在每个要素都有严格的操作定义和面试中的观察要点，并且规定了每个评分等级所对应的行为评价标准，从而使每位考官对被试的评价有统一的标准。评价标准中还规定了各测评要素的权重，使考官知道什么要素是主要的、关键的，什么要素是次要的、附属的。被试的面试成绩最终是经过科学方法统计出来的。

总而言之，结构化面试具有试题固定、程序严谨、评分统一等优势，比较适合规模较大，组织、规范性较强的录用面试。但结构化面试也有其不足，主要表现在考官实施时灵活性不够，通常不允许对被试进行有针对性的追问，结构化面试的实施显得比较呆板，当被试较多时考官容易疲劳。

结构化面试题主要为结构化面试而服务。结构化面试要解决的是“测什么”和“怎么测”这两项核心问题。“测什么”即面试考查的具体素质项目，称之为胜任特征；而“怎么测”涉及的主要是结构化面试题以及面试的规范化程序。胜任特征和面试题是一一对应关系，所以结构化面试题应该针对胜任特征而设计。

2. 结构化面试题目编制步骤

（1）根据岗位要求确定面试测评要素　面试题目编制前的首要工作是对拟任岗位进行分析，有针对性地提出应该测评的几项要素，同时根据各测评要素与拟任岗位的关联性确定其相应的权重。简单的工作分析，需要对拟任岗位的相关人员（包括任职者及其直接领导）进行访谈，澄清岗位的主要工作职责及其对任职者的素质要求。全面深入的工作分析还需要利用行为事件访谈、岗位关键工作事件、日志法、问卷调查法对任职者的工作进行剖析。

（2）根据测评要素选择面试题型　每种具体的面试题型，都有其自身的特点和功能。要根据岗位测评要素和被试的特点来选择恰当的面试题型，力戒千篇一律。

（3）命制面试试题　确定了测评要素和面试题型后，就可以着手编制试题了，试题的形式可以各不相同，但都要紧密围绕测评要素（内容），这是面试的根本目的之所在。原则上，每个测评要素至少要命制一道试题。试题的取材可以很广，但最好围绕测评对象的学习、生活和工作实际，不能脱离现实。

（4）题目试测　命制好的试题还应经过试测，了解其可操作性和区分度，在此基础上进行反复修改。同时，还要在试测的基础上，完善试题的评分标准，撰写试题的参考答案。

二、情境模拟类试题

情境模拟是考官创造或设计一个与被试现在或未来的工作环境高度相似的场景，让被试在场景中完成一系列的任务，考官通过观察被试在完成任务过程中的行为与心理表现，来对被试的素质及其潜力进行科学评价。

情境模拟的主要方法有无领导小组讨论、文件筐测验、案例分析、管理游戏、角色扮演与模拟面谈等。用于评估和选拔管理人员的情境模拟测试有两种方式：个人作业和小组作业。在个人作业中，测验要求被试者独立完成任务。在小组作业中，被试者处于这样一种情境，任务的圆满完成需要每位被试者的密切协作。结构化面试、文件筐等属于个人作业，无领导小组讨论则属于小组作业。

（一）案例分析题

案例分析题（case analysis topics）是让被试根据给出的案例情节，综合运用所学的理论知识和自身所掌握的技能，对某一专题进行诊断和剖析，以达到检测被试的专业技能水平，以及解决实际问题能力的目的。

案例分析题最早起源于国外，西方发达国家常常通过案例分析来培训职业经理人，后来被引入到行政管理领域，成为选拔领导干部的考试题型之一。案例分析题越来越受到广泛重视和大力推行，具有极强的情境模拟性，较能真正考出被试者能力。好的案例题可以达到“被试者在考场答题等同于在岗位工作”的良好效果。案例分析题是能力性试题，考的是日常工作能力，医学专业由于实践行较强，也很适合应用案例分析题来考查考生对于某一病例的实际诊疗能力。

案例分析题的结构分三部分：一是题干，给出具体的案例；二是设问，针对案例背景提出需要被试作答的问题；三是作答要求，对如何作答提出明确要求。在具体的试题中，往往将案例设计成一个具体的工作场景，问题设计成一项项需要开展的工作，让被试在考场就进入角色进行实际工作操作，通过这种“玻璃窗”式的测验真实地考出被试的管理能力和工作能力。

1. 案例分析题特点

（1）案例情境设计具有复杂性　出题者往往根据所报考岗位的职责任务，将工作岗位上可能出现的工作情境编入案。例如：①岗位上的日常工作。比如考核临床医生，可以设计某一种疾病患者就诊的工作情境。②岗位上的急难险重任务。比如可以设计急诊病例的抢救情境。③岗位上的突发事件。比如预防医学，可以设计出现群众集体中毒的工作情境。④岗位上的复杂矛盾纠葛。比如考核医务处的工作人员，可以设计医患发生矛盾冲突的工作情境。⑤岗位上复杂的人际关系。比如考核科主任，如何处理与资历相当、不服管理、不配合工作的高年资医生之间的关系。结合考核的目的，也可以用岗位上的工作失败或挫折来设计情境。

（2）案例所测查的能力具有综合性　案例试题设问方式一般有两方面：一是问怎么看，二是问怎么干，主要测查被试分析问题的能力和实际解决问题的能力，但同时也测查被试的思维方式和思维广度深度、创新精神和开拓意识、看待问题的角度视野、解决问题的方法步骤、对策措施的操作性和可行性等等。

（3）案例分析题的答案具有开放性　案例分析题是一种仁者见仁智者见智的试题，答案和评分标准都是开放性的。被试在作答时应根据案例设计的工作场景，结合平时的工作经验，提出切实可行的解决问题的方法和步骤，不能拘泥于格式，不要始终想着得分点，而应尽量答出开放性特色。

虽然案例分析题贴近实际工作，能够较深入的考查出被试分析处理实际问题的能力，但也受到这种特点的限制，案例的采编是较有难度的，同时也有评分标准难以确定等不足。案例分析题除了应用在笔试中外，也越来越多的应用在面试及其他情景模拟类测试中。

（二）文件筐测验

文件筐测验（in－basket test）是对实际工作中管理人员掌握和分析资料、处理各种信息，以及做出决策的工作活动的一种抽象和集中。该测验在假定的情景下实施，该情景模拟一种假设环境，如单位、机关所发生的实际业务、管理环境。提供给被试的信息如函电、报告、声明、请示及有关材料等文件，内容涉及人事、资金、财务、市场信息、政府法令、工作程序等多种材料，这些材料放在公文筐里，测验要求被试以管理者的身份，模拟真实工作中的情景和想法，在规定的条件下在限定时间（通常为1～3个小时）内对各类公文进行现场处理，评分者通过被试处理文件过程中的行为表现和书面答案，评价其计划、授权、组织、预测、决策和沟通的能力。测验一般只给日历、背景介绍、测验指示和纸笔，被试在没有旁人协助的情况下回复函电，拟写指示，作出决定，以及安排会议，评分除了看书面结果外，还要求被试对其问题的处理方式做出解释，根据其思维过程予以评分。

1. 文件筐测验的特点

（1）考查内容范围和应用范围均十分广泛　测评的依据是文件处理的方式及理由，是静态的思维结果。因此，除了必须通过实际操作的动态过程才能体现的要素外，任何背景知识、业务知识、操作经验以及能力要素都可以涵盖于文件之中，日常管理、人事、财务、市场、公共关系、政策法规等行政机关的各项工作都可以体现在测验材料中，借助于被试对文件的处理来实现对被试素质的考查，从而能够对高层及中层管理人员进行全面的测评与评价。文件筐测验考查内容范围广泛，表面效度高，易为人所接受，使用频率居各种情境模拟测试之首，通常用于管理人员的选拔。

（2）情景性强，表面效度很高　文件筐作业所采用的文件，十分类似甚至有的直接就是被试岗位中常见的文件，可完全模拟现实中真实发生的经营、管理情景，对实际操作有高度仿真性。因此，被试如果能妥善处理测验公文，就能理所当然地被认为具备岗位所需的素质。

（3）评分难度大　文件处理结果的评价受多种因素的影响，机构、氛围、管理观念不同的组织，具有不同的评价标准。在文件筐测验的评分确定过程中，专业人员和实际工作者往往存在理解上的差异。

（4）成本很高　文件筐测验的试题设计、实施、评分都需要较长的研究与筛选，必须投入相当大的人力、物力和财力才能保证较高的表面效度，因此花费的精力和费用都比较高。

2. 如何设计文件筐测验

文件筐测验的设计要紧紧抓住三个环节。

（1）工作分析　深入分析岗位工作的特点，确定胜任该岗位必须具备哪些知识、经验和能力。工作分析的方法可以是面谈、现场观察或问卷。通过工作分析，要确定文件筐测验要测评什么要素，哪些要素可以得到充分测评，各个要素应占多大权重。

（2）文件设计　包括选择什么文件种类，如信函、报表、备忘录、批示等；确定每个文件的内容，选定文件预设的情景等。文件的签发方式及其行文规定可以忽略，但文件的行文方向（对上与对下，对内与对外等）应有所区别，特别要注意各个文件测评要素的设计。一个文件不同的处理常常可以体现不同的要求，对文件的处理方式要有所控制，确定好评分规则或评分标准，尽量避免每个要素同时得分或无法归于某一要素的情况出现。文件设计不能凭空杜撰，必须从任职者的实际岗位工作出发，并要有典型性、主题突出和难度适中。

（3）测验评分　实施文件筐测验之后，评分一般由专家和具备该岗位工作经验的人（一般是选拔岗位的上级主管及人事组织部门的领导）进行，除了前面设计时要制定好评分标准外，更重要的是对评分者要进行培训，使评分者根据评分标准而不是个人经验评分。评分的程序也要特别注意。可以考虑各自独立评分，然后交流评分结果，对评分差异各自申述理由后，再独立第二次评分，最后将评分结果进行统计平均以平均分作为最后得分。在被试者答案不明确的情况下，需要质询被试者，根据其对处理方式的解释确定得分。

3. 文件筐测验一般流程

文件筐测验实施过程分准备、测试和评分三个阶段。

（1）准备阶段　主要是测验材料和测试场所的准备。测验材料、答卷纸等要编号并清点核对。测试场所要求比较宽敞、安静，每个人一桌一椅，相互之间无干扰。为了保密，最好所有被试者在同一时间完成。如果文件内容涉及到单位内部的一些情况，测试前应对所有被试者提供培训，介绍相关情况，缩小内部被试者和外部被试者对岗位熟悉程度的差别。

（2）实施阶段　主要是对测验要求做一个简单介绍，说明注意事项。然后发给被试者测试指导语和答卷纸，回答被试者的提问，当被试者觉得没有问题后，再发测试用的文件。测试指导语是对测试情景、被试者扮演的角色、被试者任务和测试要求的说明，必须明确、具体，一目了然。在被试者正式进入文件处理后，一般不允许提问，除非是测验材料本身有问题。

（3）评分阶段　宜在被试者做完后立即进行，由各位评分者独立评分。为了保证评分的一致性，事前的评分培训很重要。可以考虑对一部分被试者（或者模拟被试者）进行试评分，考查各个评分者对标准的掌握及评分过程中存在的问题，待取得一致意见后再往下进行。评分时，可按序号逐一评定，也可按文件内容分类评定。

文件筐测验操作的关键在于要根据目标岗位管理人员的日常工作习惯、情境、面临的问题、经常接触的人和物来设计公文筐的内容和结构。

（三）无领导小组讨论

无领导小组讨论（leaderless group discussion）最早起源于二战时期，测评的仿真模拟性高，在人才选拔中得到了越来越广泛的应用。无领导小组讨论，是一种对被试者进行集体测试的方法。具体来讲，由一组被试者（一般 5 ~ 7 人为宜）组成一个临时工作小组，通过 1 小时左右的讨论时间，完成给定的任务。被试者在讨论中充分展现自己，评价者以此来观测被试者，对他们进行考查、打分，评定其组织协调能力、综合分析能力、口头表达能力等各方面能力，以及自信程度、应变能力、情绪稳定性、反应灵活性等个性特点和行为风格，以评价被试者之间的优劣。

1. 无领导小组讨论的特点

和其他测评工具比较起来，无领导小组讨论具有以下几个方面的优点：能测试出笔试和单一面试所不能检测出的能力或者素质；能观察到被试者之间的相互作用；能依据被试者的行为特征来对其进行更加全面、合理的评价；能够涉及到被试者的多种能力要素和个性特质；能使被试者在相对无意之中暴露自己各个方面的特点，因此在预测真实团队中的行为表现上有很高的效度；能使被试者有平等的发挥机会从而很快地表现出个体上的差异；能节省时间，并且能对竞争同一岗位的被试者的表现进行同时比较（横向对比）；应用范围广，能应用于非技术领域、技术领域、管理领域和其他专业领域等。

当然，没有一种测评工具是全面的，无领导小组讨论也存在一些不足：对测试题目的要求较高；对考官的评分技术要求较高，考官需要接受专门的培训；对被试者的评价易受考官主观意见的影响，从而导致考官对被试者评价结果的不一致；被试者有存在做戏、表演或者伪装的可能性；指定角色的随意性，可能导致被试者之间地位的不平等；被试者的经验可以影响其能力的真正表现。

2. 无领导小组讨论基本流程

（1）岗位分析。提炼出该测评岗位的核心要素，并按照要素重要性的区别分配相应的权重，不同的岗位应有不同的要素，但也有一些是共通的。要素的个数一般不应大于 10 个。

（2）具体分析属于该类要素的一些具体行为。

（3）设计评分表。

(4) 设计或从题库中选择案例分析题。原则是让被试者在讨论中能充分表现各要素的强弱。

(5) 培训评委。

(6) 布置考场。

(7) 进行测评。

(8) 评委独立评价与评价后的讨论以便总评。

3. 无领导小组讨论题目设计原则

(1) 讨论主题与题目设计　无领导小组讨论这种测试方式，重在“讨论”，通过讨论，来观察和评价被试者的各项能力素质。这种讨论的目的不在于阐述、捍卫某种观点、思想的孰是孰非，而在于过程。参与无领导小组讨论的被试者根据所提供的讨论主题展开讨论。对于讨论主题，每位被试者都必须表明自己的观点，并试图说服同组其他被试者，使其赞同自己的观点，最后达成一致性意见。这样便会容易产生互相争执的情况，使被试者充分暴露自己，便于评价者对被试者进行考查、打分和评价。因此，在设计题目时，一个首要和重要的任务就是选取合适的主题。无领导小组讨论的主题要确保各位被试者能够“适度争论”。否则，就很容易出现在无领导小组讨论中有人夸夸其谈，有人觉得无从下口、沉默不言的局面。一方面，评价者很难从发言很少的被试者中获取很多信息，造成评价困难；另一方面，也很容易使评价者较多关注发言多的被试者，产生“晕轮效应”，对他们打分很高，从而使评价失去公平，影响其信度和效度。另外，讨论主题要避免被试者没有多少争论、很快就达成一致的情况。被试者没有充分展现自己，评价者能获取的信息量就少，评价时将产生很大困难。所以选取主题要“有话可讲”和“讨论激烈”。在具体设计时，要保证所选题目一题多义，一题多解，难度适中。在对讨论题目的分析和判断中，均应有几种可供选择的方案和答案，每一方案和答案均有利有弊，让被试者的主观能动性得以充分发挥，讨论之中仁者见仁，智者见智。讨论主题一定要难度适中，以促使被试者必须经过周密分析和仔细推敲，才能理出头绪，进行争辩，说服别人，最终使能力强者崭露头角，从而从“无领导”状态下产生出能操纵讨论的真正“领导者”，使不同被试者的不同水平和特点真正自然而然地表现出来。讨论主题在内容上与拟任岗位相适应，是一个独立的、高度逼真的、与实际工作有关的问题，即要求讨论主题的现实性和典型性都要好，以达到最大限度的情境模拟。这样不但能够检测被试者对拟任岗位了解的程度，而且能够检测被试者从事拟任岗位的胜任度和适合度。

（2）角色分工与题目设计　对于定角色的无领导小组讨论，题目本身对角色的分工在地位上一定要平等，不能造成被试者之间有等级或优劣的感觉。只有地位平等了，被试者才能有发挥自己才能和潜能的同等机会，才具有可比性。

总体来讲，无领导小组讨论的题目设计关键在于两大原则。第一，选取主题要能够“适度争论”；第二，具有公平性。在无领导小组讨论的题目设计中，要紧紧围绕这两大原则，方能设计出好题目。

4. 无领导小组讨论应用中的主要问题

（1）讨论题目和评分表为直接照搬　讨论题目的编制和评分表的设计是准备阶段的关键，许多机构为了省时省力省钱，直接照搬一些无领导小组应用比较成功的机构编制的讨论题目和评价要素或评分表，而没有根据岗位胜任特征设计出适宜的题目和评价要素，内容缺乏针对性，不能充分发挥无领导小组讨论的优势。

（2）被试者沉默寡言或滔滔不绝　有些被试者发言很少，很难融入到讨论中去，有些被试者滔滔不绝，影响其他人的表现。一方面，评价者很难从发言很少的被试者中获取足够的信息，造成评价困难；另一方面，也很容易使评价者较多关注发言多的被试者，对他们打分很高，从而使评价失去公平，影响其信度和效度。出现这种现象，除了被试者自身的素质原因外，还可能是讨论主题没有很好地体现“适度的仿真性”和“材料的矛盾性”原则，或者对被试的分组不合理。

（3）对考官的培训不足　参与无领导小组讨论的考官大都是从外部聘请的人力资源专家或者机构内部的中高层管理者，尽管如此，也需要对他们进行培训，告知本次测评的目的、原则以及评价指标、评分标准等。

（4）容易忽略试测环节　在准备阶段还有一个不可忽视的环节——试测。试测可以发现整个测试过程中各个环节存在的不足并及时加以调整。

5. 如何完善无领导小组讨论

（1）编制适合的讨论题目　讨论题目是无领导小组讨论中小组内部人与人之间发生相互作用、引导个体表现特定行为的诱导因素。题目要给被试者足够的表现空间，尽可能完整地发挥自己的能力，能够完全地表现真实的自我。一般来说，无领导小组讨论常用的题目类型包括开放式问题、两难式问题、排序选择型问题、资源争夺型题目和实际操作型题目。

①开放式问题：所谓开放式问题，是其答案的范围可以很广，很宽。主要考查被试者思考问题时是否全面，是否有针对性，思路是否清晰，是否有新的观点和见解。例如：你认为什么样的领导是好领导？关于此问题，被试者可以从很多方面如领导的人格魅力、领导的才能、领导的亲和力、领导的管理取向等方面来回答，可以列出很多的优良品质，开放式问题容易出题，但

是不容易对被试者进行评价，因为此类问题不太容易引起被试者之间的争辩，所考查被试者的能力范围较为有限。

②两难问题：所谓两难问题，是让被试者在两种互有利弊的答案中选择其中的一种。主要考查被试者分析能力、语言表达能力以及说服力等。此种类型的题目需要注意的是两种备选答案一定要有同等程度的利弊，不能是其中一个答案比另一个答案有很明显的选择性优势。

③多项选择问题：此类问题是让被试者在多种备选答案中选择其中有效的几种或对备选答案的重要性进行排序，主要考查被试者分析问题实质，抓住问题本质方面的能力。此类问题对于评价者来说，比较难出题目，但对于评价被试者各个方面的能力和人格特点则比较有利。设计题目时，备选答案要尽可能合理、周全，答案之间是并列的关系。

④操作性问题：操作性问题，是给被试者一些材料，工具或者道具，让他们利用所给的这些材料，设计出一个或一些由考官指定的物体来，主要考查被试者的主动性、合作能力以及在实际操作任务中所充当的角色。此类问题，在考查被试者的操作行为方面要比其他方面多一些，同时情境模拟的程度要大一些，但考查言语方面的能力则较少，同时考官必须很好地准备所能用到的一切材料，对考官的要求和题目的要求都比较高。在设计题目时，要注意给被试者的任务必须是需要团队合作的任务，完成任务的方式必须多样化。

⑤资源争夺问题：此类问题适用于指定角色的无领导小组讨论，是让处于同等地位的被试者就有限的资源进行分配，从而考查被试者的语言表达能力、分析问题能力、概括或总结能力、发言的积极性和反应的灵敏性等。如让被试者担当各个分部门经理，并就有限数量的资金进行分配，因为要想获得更多的资源，

自己必须要有理有据，必须能说服他人，所以此类问题可以引起被试者的充分辩论，也有利于考官对被试者的评价，但是对讨论题目的要求较高，即讨论题目本身必须具有角色地位的平等性和准备材料的充分性。

（2）根据岗位胜任素质模型设计评价要素和评分表　人－岗－组织匹配原则始终是现代人力资源管理工作的落脚点，工作分析和建立岗位胜任素质模型是人事选拔和测评的前提基础和必经程序。运用无领导小组讨论选聘人才，首先应当进行工作分析，然后根据工作分析的结果构建目标岗位的胜任素质模型，再根据岗位胜任素质模型设计评价要素和评分表，为选聘工作建立衡量标杆。

（3）控制被试差异，合理划分讨论小组　无领导小组讨论要获得成功，还必须对被试者之间的差异进行有效控制，包括小组成员间的差异和小组间的差异。当小组成员在年龄、工作经验差距太大，或者小组中男女比例悬殊过大、个性迥异时，无领导小组讨论效果会受影响。例如将一个思维清楚但不善言谈的人与几个语言表达能力很强的人分在一组，就会显得迟钝木讷，若分到一群同样不善言谈的人中，给他更多发言的机会，其敏锐的思维就会脱颖而出。在条件允许的范围内，最好能做到小组成员间差异、小组间差异都最小。划分小组主要考虑了以下几个因素：①人数。一般每组6人较合适。人数太少缺乏讨论氛围，不利于讨论进展。人数太多容易分散注意力，很难在短时间内阐述透彻，考官也无法照顾到每位被试者。另外，双数可以避免投票做决策的现象。②工作经验。把不同工作年限的人进行搭配。③性别。每组的男女比例适当。④个性特点。基于第一轮面试的初步印象，尽量减少组间差异，避免由于讨论基调差异引起的表现落差。⑤测评经验。按照有无无领导小组讨论测评经验分别归入不同组别。

（4）重视对考官的选择和培训　考官要有强烈的责任感、较高的能力水平，具备一定的人事测评或管理经验。此外，如果测评的目的是为了晋升，最好不要让被试者的直接上司担任考官；考官应对被测岗位的工作非常熟悉，了解部门的工作性质和内容。考官确定以后，要统一召集实施培训，培训内容包括整个无领导小组讨论的过程、目的、原则、评价要素、评分标准、观察技术等，以提高考官的客观公正性。

（5）完善试测环节　通过测评过程，可以对一些诸如测评要素过多、考官打分是否充裕等问题进行调整，保证正式测评的效果。

三、以临床模拟和操作为基础的试题

一个科学、合理的医学考试应该按照认知、情感和精神运动教育目标的三个领域，全方位考查考生的知识和能力，同时保证有效性、可靠性。现行的多数考试侧重知识的记忆和运用，缺乏对考生的临床实践能力的考核。而传统的病房床边考试虽然可以考核实际的操作水平，但考核内容随意性大，评价方法主观性强、不够全面。现代医学考试要求实践考试方法接近实际，标准化病人（SP）、计算机模拟病例（CCS）、客观结构化临床考试（OSCE）等现代实践考试方法评价客观、准确，正在受到越来越多的重视。

（一）考查操作技术为主的试题：模拟人操作

医学模拟（medical simulation）是模拟技术的一个分支，应用于医学领域的教育、训练和各种专题研究。高端模拟技术用于医学教育领域仅有十余年的历史。20 世纪 90 年代，一些西方医学发达国家对于传统的医学教育方式建议进行改革，以提高医生的理论水平、临床技能、合作精神及组织协调能力。为了适应这种形式，不同规模的临床技能实验室和医学模拟教育研究中心建立起来，医学模拟人逐渐在临床教学与评估中被应用，到目前为止，这种高端模拟技术已经被广泛使用，尤其在发达国家，不仅被引入医学教学，还被用于临床医生准入考核或疑难病例治疗方案设计等诸多方面。国内模拟教育起步较晚，2006 年腔内泌尿外科模拟中心在北京宣武医院成立，西南医院、宁波卫校、朝阳医院等一些地区也相继出现了模拟教育中心，开始系统的医学模拟教育。截至 2009 年全国有 400 多所医学院校成立了模拟中心，开展模拟教育，主要应用在不同医学领域的教学和培训方面，在考核评估方面应用的还较少。

现代模拟人（human patient simulator，HPS）采用先进的电脑技术，通过皮肤接触、器官功能、人体各个系统的仿真功能，模拟人体真实的病理特征以及临床中经常遇到的各种病例和救治场景，配合多媒体技术的生理数据显示和监控、计算机技术编程、记录和储存等。这种高仿真模拟病人和临床情景可以代替真实病人进行临床医学教学实践的医疗培训技术，改变了传统医疗教育评估中“光说不练”的弊端，使技能理论知识得到更进一步的实践。这种技术可以用来进行临床技能的标准化考核，教师可以随意设计模拟人的阳性体征，也可以设置系统的疾病救治流程，进行标准化考核。

应用模拟人来进行考核好处是显而易见的，可以提供逼真的临床情境，对于医学这种实践性强的学科的考核，能够真正的考出考生的实际操作水平，同时这种考核是标准化的，提高了考试的有效性和可靠性。但模拟人所提供的病史资料较为典型，也比较有限，多次考核后考核内容易被曝光，难以保证考核的公平性，考试的信度和效度也因此而无法体现。而且应用模拟人进行考核需要较多的经费支持，考核成本高。

（二）考查沟通和临床思辨为主的试题

1. 标准化患者考试

标准化患者（standardized patient，SP）又称模拟患者（simu-lated patients），是指从事非医疗工作的正常人或患者，经过特殊培训，对疾病的症状、体征和评估条目“标准化”，能发挥扮演患者（提供病史和体格检查者）、充当评估者和教师三种功能。国外20世纪60～70年代在临床教学工作中已经开始使用了模拟患者。美国、日本等发达国家，标准化患者已经广泛应用于医学教育、医师执照考试及各类医学技能考试中，20世纪90年代初引入我国，但在我国的应用尚处于初级阶段。

随着医学伦理的发展及患者自我保护意识日益增强、执业医师法对实习医生限制等问题，医学生实际接触患者进行技能练习的机会越来越少；未经诊疗技能培训的医学生直接接触患者、或直接在患者身体上进行诊疗操作存在严重医疗安全隐患；传统医学课程设置教学学时少而内容多，临床技能训练条件有限，大部分医学生没有机会接受系统规范的临床技能培训，严重限制了医疗人才培养的质量，也不符合医学教育的规律。引入标准化患者可以在一定程度上缓解这一问题，改善临床教学和技能实践条件。

（1）标准化患者的特点

①比较传统的考核，标准化患者能够真实演示病例，与临床实际接近，统一的病例，标准化的评分，使评价更加客观公正。

②传统考试无法考核考生的交流能力，在应用标准化患者的考核中，可以充分展示考生的医患沟通技巧、体检手法、问诊技巧，通过标准化的评定计分，进一步规范临床工作中医师与患者的交流方式，充分将人文关怀渗透到诊疗过程中。

③由于医学实践性强的特点，传统的考核很难准确评判考生对技能的实际掌握情况，也造成了考生怀疑考核宗旨、轻视考试难度的诸多问题。应用标准化患者对考生正视考试的态度转变起到很大作用。

标准化患者应用虽然有其独到的优势，但仍存在一些难题：

①标准化患者的培养是难题。成熟标准化患者的培训需要大量的时间与精力，而且需要在应用中不断成熟。但由于工作时间不固定、压力大、酬劳低等种种原因，部分标准化患者中途解约，造成了标准化患者扩大开展的瓶颈。另外，标准化患者的应用也增加了考核成本。

②标准化患者数量有限，而且绝大多数都是正常人，很少有典型的阳性体征。考生接触的是口头表达能力较强的有“典型”病史的标准化患者，这在使得教学过程规范化的同时，也使得教学过程程序化。患者被“标准化”了之后，考生的思路也被程序化了，而实际患者的临床表现是多种多样、复杂多变的。因此，标准化患者的应用更适合于初学者的教学及应用于客观结构化临床考试（OSCE）。同时，由于标准化患者数量有限，不能做到所有参加考试的考生同时完成考试，后考的学生可能从已完成考试的同学处获得考试信息而得高分，从而影响考试结果的真实性。

（2）标准化患者具体应用内容　一般应用标准化患者进行考核评价，可以具体安排病史采集、系统体格检查、重点问诊、重点查体以及病历书写和病案分析等几个方面的情景。

①病史采集，包括问诊技巧和内容。在此过程中按照事先设计好的内容考核考生应付各种特殊情况的能力与技巧，并体验医患关系。标准化患者将考生询问到的内容与设计好的评分表上应取得的资料进行比较，进行考核。

②系统体格检查，包括体格检查技巧和内容。依据系统体格

检查考核的基本条目，力求规范化、标准化。标准化患者根据自己被检查的感觉判断检查者手法正确与否。

③重点问诊和重点查体，实际上就是考生临床思维能力的反映。模拟临床情景，要求考生在限定时间内针对标准化患者就诊的最主要或“单个”问题（现病史）所必须的内容完成相关问诊和重点体检，再由标准化患者评分。

④病历书写和病案分析。由标准化患者模拟临床实际过程回答考生必要的病史采集和查体工作，并要求考生在规定时间内完成，作出初步诊断和诊疗计划，在规定时间内书写完整病历并进行诊断分析。

应用标准化患者参与教学和评估的应用对医学生明确学习目的、全面掌握临床基本技能，培养学生独立工作、应用医学理论知识和临床逻辑思维的能力，培养良好的职业道德和习惯以及对医学理论的学习起着重要的作用。

标准化患者在应用于教学时，尽管有很多的优势，但并不能取代教师的作用，也不可能取代真正的患者和病床边教学，只能是教学的辅助手段。诊断的过程是一个实践的过程，正确的诊断来自于经验的积累。对医学生临床能力的培养是一个长期、持续的过程，因此，即使在有标准化患者的情况下，临床实习、教师讲授仍是教学不可缺少的重要环节。

贴士：什么是客观结构化临床考试？

1975 年，英国 Dundee 大学的 Dr. R. M. Harden 建立了客观结构化临床考试（objective structured clinical examination，OSCE）的方法，其中广泛应用了标准化患者，在欧美一些国家利用 OSCE 对医学生进行临床能力训练和评价被明确提出并要求逐步推广。客观化结构化临床考试可以较好地测量医学生的临床综合能力，标准化患者作为主要评估者，通过检核表和多站点大大增强临床能力评估的客观性。客观结构化临床考试并不是某一种具体的考核方法，实际上只是提供一种客观的、有序的、有组织的考核框架，在这个框架当中每一个医学院、医院、医学机构或考试机构可以根据自己的教学大纲、考试大纲加入相应的考核内容与考核方法。它通过模拟临床场景来测试医学生的临床能力，是一种知识、技能和态度并重的临床能力评估的方法。考生通过一系列事先设计的考站进行实践测试，测试内容包括：临床资料的采集、在标准化患者或医学模拟人上实际操作、文件检索等。考站设置分长站、短站，时间从5～20min不等。由标准化患者或主考人对考生进行评价。

2. 计算机模拟考试

随着高新技术的迅猛发展，计算机应用的日益普及，特别是网络技术和多媒体技术的应用给医学临床考试带来了新的发展空间。把计算机模拟（computer simulation）技术用于评价考生解决临床问题的能力，能更加客观、公正、全面地评价一名考生，改变只以测量知识为主的考试，或以主观性极大的方法来评价考生能力的状态。计算机模拟技术在医学考试的研究和应用已经有多年的历史。起初还是一种简单的人机对话的考试模式，如Friedman 1973年设计的CBX（computer－based examination，计算机测试）、Schumachei和Burg 1975年设计的CPMP（computer patient management problems，计算机患者处理问题）。1995年美国国家医学考试委员会（NBME）开始研究计算机模拟病例（computer－based case simulations，CCS）的考试方法。1999年11月CCS正式作为美国执业医师考试（USMLE）的一种手段，应用于考试。

计算机模拟考试主要是指采用计算机这一现代化工具，使某些传统考试方法无法完全表达的试题形式，通过计算机对声音、图像、图形、文字等信息的处理，用视觉和听觉的结合，文字和画面的结合，借助典型病例和各种生动的画面（如典型体征、X线、心电图、超声心动图等）给考生营造一个接近临床实际的环境，让考生在计算机上边观察边回答问题，考生如临其境，能较全面、真实地反映出考生解决临床问题的能力和水平。计算机考试除了这种直观模拟临床情境外，另一突出特点是考试的时空条件均等，试题相同，评分标准相同，在同一时间向考生展示相同的应试材料，结果的可信度高，能更客观、公正的评价考生。计算机模拟考试在考生进行考试期间就可以及时得到考试的成绩和反馈信息，省略了繁杂的评卷工作，节约了大量的时间和费用。同时计算机模拟考试不仅考核考生应用临床知识的能力，也检验了考生运用现代化工具的能力。计算机模拟考试的核心是图文并茂的医学试题库，难点也在于试题的开发。

在我国，计算机模拟考试用于医学从业人员的评估考核还处于起步阶段，主要受到试题开发难度及成本，以及所需硬件条件的限制，结合中国医学生培养模式以及人群数量的国情，还难以在大规模的考试中进行应用，目前这种考试形式仅在个别的医学院校小规模有所采用。但随着计算机技术的不断发展，计算机和计算机网络成本的不断降低，教育经费投入的不断增加，计算机这一高新技术将充分发挥它不可比拟的优势，在医学考试中的应用会越来越广泛，利用计算机的模拟技术来评价考生解决临床问题的能力，更客观公平、全面地评价考生。随着网络化的进程，计算机模拟考试也将会用于远程考试。如实现了计算机模拟考试的远程考试，一个医学院或多个医学院的考生将会在同一时间，不同地点进行同一种考试，将节约大量的时间和财力。

总体而言，标准化患者、计算机模拟病例、客观结构化临床考试等现代实践考试方法是未来评价发展方向，但其评价指标与方法与认知领域考试不完全相同，有些指标如成绩分析、难度、区分度、效度和信度等同样需要计算，同时实践考试还有一些特殊指标与评价方法，如考试内容的一致性，评分者的客观性与一致性等，还有影响效度与信度的与认知领域考试不同的影响因素等都是我们要研究的问题。

第二节　主观题命题方法与技术

总体上，我们所称的结构化主观题一般对应国外的 Constructed Response Item。如前节所述，CRI 有多种形式，应用于各类考试和测量中。对于考试题型的选择需要审慎决策。决定使用哪种题型最重要的因素，是考试所测量的结构和内容。从 CRI 的优点分析，当测量内容需要对完整的任务执行能力或特定的过程（如手术能力、完成诊疗的能力）进行测量，或者需要测量难以测量的潜在特质，如道德、操作能力等的时候，使用 CRI 是合理的选择。但当测量内容可以通过多选题进行完整地测量时，具有良好信度、高度标准化和费用相对低廉的 MCQ 测验是较好的选择。当需要综合权衡各类能力时，可以考虑综合应用 CRI 和 MCQ。

一、试题设计程序

构成一道 CRI 试题的三大基本元素是受培训的施测者、完整的测量材料和可靠的评分规则。命制 CRI 试题时，考试设计和试题设计的过程结合得更加紧密。试题更突出典型任务的环境。任务分解为基本 KSAs 的过程直接被引用于试题中。同时，主观题虽然有一定的模式要求，但没有选择题那样规范的默认格式。CRI 测试往往存在一个随机抽题的过程，如 USMLE STEP2CS、中国医师资格考试实践技能考试等，因此在命制试题时，必须保证其“同质性”，不能因为试题之间形式、内容、表述之间的过大差异而造成对考生的不公平。由于以上原因，主观题包括的内容较多选题要多很多，命制 CRI 的过程需要重点注意对这一形式本身缺陷的控制。其重点是：合理设定试题内容；合理设定命题程序和质控环节；合理解释结果。

（一）命题流程

CRI 的设计过程总体上包括以下环节。在设计命题程序时，其核心是通过各类设计和控制，尽可能完整、真实地把详尽的命题要求传达给每个合格命题人员，并保证其按要求执行命题任务（表 4－1）。

表 4－1　CRI 设计过程

工作环节	工作结果
确定试题内容结构和形式	考试大纲和测量模型 试题形式标准和模板
选拔、培训命题人	命题培训材料 命题专家委员会
命题	试题草稿 评分标准草稿 施测标准草稿
试题审核	试题、评分标准、施测标准修订意见
试题试测	试题、评分标准、施测标准试测结果分析
试题测试	
试题质量评价	试题、评分标准、施测标准结果评价

1. 确定试题内容结构和形式

在试题总体设计阶段，首要的任务是确定试题内容和结构。完成这一工作的应当是以考试机构专业考试设计人员为核心，结合内容专家（SME）和测量专家的小型考试设计团队。

规定试题内容和结构的材料应当是考试大纲。考试大纲的内容应来自测量对象的工作分析和建立模型；试题的结构则反映了回答试题所需要的认知过程，这一认知应当与考试所要求的合格标准水平相近。由于 CRI 的试题设计并无多选题的规范化要求，因此，如果考试内容和试题结构的界定不够明确，就会影响以后的命题过程，使试题考查的内容、认知与测量目标不一致。明确试题内容和结构有助于使试题规范化，消除因命题人命制试题过程中的各类不规范的干扰因素对试题质量的影响。

例如：要求命制某专业的病例分析试题时，如果只是规定："题干应给出一个病例"，则不同的命题人员可能命制出以下题干：

患者男，52 岁。右上腹间歇性疼痛 10 余年，加重 1 周，伴畏寒，发热及恶心，呕吐来院求诊。

或是：

患者男，52 岁。右上腹间歇性疼痛 10 余年，加重 1 周，伴畏寒，发热及恶心，呕吐，呕吐物为胃内容物，发病后曾在当地医院就诊，给予输液，抗感染及解痉治疗无效转来本院。5 年前因"胆囊结石"行"胆囊切除术"。

体检：体温 39.5℃，脉搏 104 次/分，呼吸 24 次/分，血压 80/60mmHg，急性痛苦病容，烦躁不安，巩膜黄染，皮肤干燥，弹性差，呼吸稍急促，未闻及干湿性啰音，心率 104 次/分，节律整齐，未闻及器质性杂音。腹平坦，右上腹见陈旧性手术瘢痕，剑突下偏右有明显压痛、反跳痛、肌紧张，肝肋下 1cm，边缘钝，有轻触痛，无移动性浊音，肠鸣音减弱。

辅助检查：血白细胞 23×10^9/L，中性粒细胞 0.9，血清钠 136mmol/L，血清钾 3.5mmol/L，血浆 HCO_3^- 23mmol/L，B 超检

查：胆总管扩张，直径约2cm，管壁毛糙，内可见1.9cm直径的增强光团1枚，后伴声影。诊断急性梗阻性化脓性胆管炎。

这样的差异主要来自命题人员对考试大纲和试题的理解不同，因而造成对试题环境设定的差异、任务要求的差异以及文字表述的差异。因此，为了保证试题的公平性，必须对试题格式进行控制，这一控制就是模板，模板类似MCQ中的不同题型。如果给予明确的试题内容为“呼吸内科老年疾病门诊诊疗”，基本认知层次水平为“诊疗并处理常见疾病”，由此，可以进一步界定此类试题的模板，例如：试题要求包含一个呼吸内科常见老年疾病门诊处理的必要信息，包括基本生命体征、门诊简要查体结果；问题包括诊断和鉴别诊断；进一步检查和处理；其他信息包括：进一步检查结果等等。试题模板必须对应特定的内容和结构，显然不是每个模板都能完全涵盖所有考试内容和结构，因此要用一组不同的模板来完成对大部分测量内容、结构的覆盖。这一覆盖率是重要的考试效度证据。而这一组模板本身也构成了组卷方案，即对每个考生如何编组问题组，可以保证对考生的考查达到对考试内容足够的抽样水平。

在完成试题内容结构、形式和一组相应模板建设以后，可以据此编制命题任务书。命题任务书包括：总命题量，各模板命题量等。具体的题量要根据试题内容结构、模板数量、组卷方案、预期考生数量等因素具体确定。

2. 选拔、培训命题人

CRI的命题人选拔培训需要考虑的一般因素包括：

（1）数量　CRI的命题人数量一般以保证能完成命题计划为基础。但另一个需要考虑的因素是安全保密的因素，出于题库安全性的考虑，必须保证任意一个命题人能接触到的试题全部泄露时，不足以造成获悉这些试题的考生在现有组卷方案下能确保通过，或是屏蔽这些试题以后，题库无法组卷。

（2）代表性　一般CRI命题人必须是被测量领域的学科专家（SME），在大规模考试的命题中，要考虑地域、医疗机构层次的代表性。一些人认为在贫困地域、低层次医疗机构的专家水平不足以完成命题。但是这些专家熟悉和了解考生群体中特定人群的工作环境、工作任务，因此，在命制试题时，他们可以提供试题是否符合这些人员工作实际情况的重要信息。

（3）安全　专家最好能同时拥有教学和实际工作经验，但是所有参与针对性复习培训的专家均不得参加命题。某些机构出于安全考虑，会要求排除特定地域范围内的专家。

在命题前，必须制作培训材料。由于CRI的特点，所有对试题形式和内容的约束都通过培训材料来加以表述，因此CRI的命题培训重要性远高于对MCQ命题专家的培训。培训材料应当包括：

（1）考试目的描述，包括考试对象、预期结果、成绩使用等要素。

（2）考试内容和考试结构的描述，包括测量域的定义、测量模型、能力分解等具体环节。

（3）试题模板的设计思路和结构描述，包括应用的模板类型，每种模板对应测量的内容和结构、模板具体结构、表述要点等。

（4）典型样题和典型错误示例，典型样题应当包括设计中可以接受的各类形式、表述和内容，典型错误包括内容错误、结构错误、表述错误等。

命题培训工作一般以会议形式举行，培训内容围绕培训材料展开。一般包括：

（1）对考试目标、内容和结构、模板的介绍。

（2）介绍命题要求，包括模板结构、典型样题，表述要点等。

（3）专家具体讨论命题工作的细节，包括任务分配、对模板的意见，最后必须就所有试题的相关规范达成明确而一致的意见。

3. 命题和审题

命题工作一般紧接着命题培训进行。以专业考试设计人员为主导，以考试设计团队为核心展开。对于每道 CRI 试题，命题专家需要完成至少三项内容。

（1）试题材料 包括试题提出的问题（item）或给出的任务（prompt）。一般的，试题材料遵循以下基本要求。

① 试题中涉及的任务和问题应当是所有考生都可能在工作中遇到的任务。

② 试题中涉及的任务不会对某一部分考生作答特别有利或特别不利。

③ 试题难度应当符合预期测量对象所处理的任务的难度。

④ 试题的表述必须足够清晰，不会产生歧义或误解，涉及医学专业问题的试题，表述必须符合临床各类文本和表述规范。

主观题测试时，每个考生回答的试题数量一般远少于 MCQ，因此，试题的内容随机性差异对考生成绩的影响也比 MCQ 大很多。例如：在住院医师轮转中，住院医师甲轮转期间没有处理过肥厚梗阻型心肌病的患者。那么当对轮转进行考核时，如果他抽到肥厚梗阻型心肌病的试题，他的表现就不如有过实际诊疗过该病患者经验的考生乙，尽管甲的能力和表现也许要强于乙。这种影响公平性的情况需要通过以下方式加以解决：

①在命题中，命题专家要慎重权衡公平性和内容覆盖性的矛盾。考试涉及到的内容的题量分布应与工作分析得出的任务重要

性、普遍性指标相一致。

②在编制组卷方案时，通过各类任务的数量和分值构成来反映任务和知识内容的结构权重。

（2）评价标准　包括参考的答案或解决问题的路径、方法描述等；以及每个具体评价点，评分用的数学模型\公式、单题的评分方式和全卷的分数合成方式等等。CRI的评价标准一般分为两类，即分析性评价标准和综合性评价标准。

分析性评价标准要求给出所有要观察的点或一组不同的评价维度，对于每个点或每个维度的不同的可能反馈，要有具体的评分方法，最后把所有的点的评价通过某一特定的公式或模型加以合成，得出最后分数。分析性评价标准的优点在于：可以清楚地给出每个测量内容的分值，分数构成清晰明了，便于进行深入分析。分析性评价标准的缺点是标准比较僵硬，对表现优异的考生的突出表现无法给出高分，成绩不突出；对于考查复杂任务的试题中考生的多种表现，难以逐一给出评分标准，有些时候需要依赖评价者判断（表4－2）。

表4－2　分析性评价标准示例：某临床病例分析试题

一、诊断及诊断依据　（8分）	
（一）诊断	
1. 急性弥漫性腹膜炎：急性胰腺炎	4分
2. 胆囊炎	1分
3. 胆石症	1分
（二）诊断依据	
1. 急性上腹痛，向后腰背部放射，伴恶心呕吐，发热	1分
2. 全腹肌紧张，压痛，反跳痛	1分

续表

二、鉴别诊断　（5分）	
1. 消化道穿孔	2分
2. 急性胆囊炎	2分
3. 急性肠梗阻	1分
三、进一步检查　（4分）	
1. 血、尿淀粉酶	2分
2. 腹部CT	1分
3. 腹部B超	1分
四、治疗原则　（3分）	
1. 禁食，胃肠减压	1分
2. 适当应用抗生素及生长抑素类制剂	1分
3. 有感染征象时手术探查	1分

综合性评价标准是按照一个统一的描述维度给出分数。常用于对一组高度相关的技能进行考查的CRI。其优点是综合考虑了各个因素，一些研究指出，综合性评价的分数具有较高的信度。综合性评价的缺陷则是难以像分析性评价一样对分数进行有效的分类和合成，以及深入的分析解释。

在实际工作中，有一些CRI的评价标准是由一组经过专家组详细研究并标定的不同分数的作答，及其评分理由构成，实际评价时，评分者参照不同分数的作答，与考生作答进行比对，并参考评分理由，进行评分。这一方式常见于论述型试题或作文的评分（表4－3）。

表 4 -3　综合性评分标准示例：TOEFL iBT 作文评分标准

Score 5　An essay at this level largely accomplishes all of the following:

- effectively addresses the topic and task
- is well organized and well developed, using clearly appropriate explanations, exemplifications, and/or details
- displays unity, progression, and coherence
- displays consistent facility in the use of language, demonstrating syntactic variety, appropriate word choice, and idiomaticity, though it may have minor lexical or grammatical errors

Score 4　An essay at this level largely accomplishes all of the following:

- addresses the topic and task well, though some points may not be fully elaborated
- is generally well organized and well developed, using appropriate and sufficient explanations, exemplifications, and/or details
- displays unity, progression, and coherence, though it may contain occasional redundancy, digression, or unclear connections
- displays facility in the use of language, demonstrating syntactic variety and range of vocabulary, though it will probably have occasional noticeable minor errors in structure, word form, or use of idiomatic language that do not interfere with meaning

……

Score 1　An essay at this level is seriously flawed by one or more of the following weaknesses:

- serious disorganization or underdevelopment
- little or no detail, or irrelevant specifics, or questionable responsiveness to the task
- serious and frequent errors in sentence structure or usage

Score 0　An essay at this level merely copies words from the topic, rejects the topic, or is otherwise not connected to the topic, is written in a foreign language, consists of keystroke characters, or is blank.

资料来源：http://www.ets.org/Media/Tests/TOEFL/pdf/Writing_Rubrics.pdf

制定主观题评分标准是编制主观题最重要的环节之一，也是主观题质量好坏的重点标志之一，但也因此而使主观题的实施比较耗费时间，需要人力去花费比较长的时间进行阅卷，并且评分误差也难以控制。目前，随着计算机技术的迅猛发展，关于计算机辅助评阅主观题的研究日趋增多，主观题自动评分也将成为主观题进一步发展和完善的总体方向。

（3）施测标准设置　包括标准化测试环境设计、测试用具、器材和设备的标准设定，以及最重要的内容：施测者和评价者的行为标准及培训。

命题人员在命制试题时，必须同时给出为顺利作答这一试题，应如何安排测量环境、必须准备哪些测试用具。这一标准应当越详尽越好。在一些大规模考试中，如果由于考务安排的困难，无法完全统一标准时，考试机构有责任给出最低可接受的测量环境标准（表4－4）。

表4－4　中国医师资格考试实践技能考试测试环境标准（部分）

……

（二）考试场地

1. 必须具备能满足考试需要的相对独立的区域及房间，考组之间相对独立、保证考试及操作的空间；

2. 房间照明充足，备有足够的电源，电源延长设备和水源等；

……

（三）人员配备

1. 考试期间有专职考场管理人员，负责考场的布置、考试设备的维护保养、消耗性考试所用物资的补充以及考试纪律的监督；

……

（四）考试设备或器材

1. 一般器械

检查床、屏风、听诊器……

2. 专用设备和器械

消毒手术衣、隔离衣……

3. 符合操作要求的医用多用途模拟人（具有胸穿、腹穿、腰穿、骨穿、脑室穿刺、导尿和吸痰功能）、模具（供穿刺、导尿等操作用）；

4. 多媒体考试室（包括多媒体计算机、耳机、音箱）。

在测试过程中，施测者负责监督测试的进行，评价者负责观察考生反馈并作出评价。对其行为、判断的标准和培训是最重要的测试过程标准。在一些场合下，这两个角色的任务由同一组人员负责。由于有人介入了测量过程，因此可能带来施测者对考生答题的干预造成的差异和评分者间的差异。因此，必须对施测者和评价者的行为作出尽可能完整的规定，以保证这些行为处于可控范围内，在测量过程中，不会出现无法预测的施测/评价人员因素干扰考生的行为、对考生行为的记录以及考试分数对考生能力的描述（表4－5，表4－6）。

表4－5　某面试项目的施测者行为标准

在记录受测者反应过程中，施测者的任务不是去评价受测者的表现，而仅仅是收集数据资料。... 记录时，应执行以下标准：

√　尽可能逐字引用原始语句。

√　如果需要转述或者概写，一定要写下关键词，以便能对说过的话进行重组。

√　注意定期的间隔时间，特别是当你在观察一个在小组讨论练习中不经常发言的受测者时。

√　尽可能多的记录非语言的行为。......

记录时避免：

×　做抽象判断而不是观察记录；

×　做粗略的和大概的记录而不是记录具体的证据；

×　只记录施测者认为重要的信息而不是自始至终进行记录。......

表4－6　某面试项目的评分者行为标准

评估者必须使用相同的评分标准，现有的标准如下：

5　=　能力非常高

4　=　能力高于可接受水平

3　=　能力可接受

续表

2　=　能力低于可接受水平

1　=　能力不可接受

另外，你可以使用以下的评分代码：

0　=　未观察到

W　=　数据不充分

这个标准的一个重点在于需要“基准点”。不同的评估者在测试前必须就同一种方法解释该标准达成一致。在讨论中，需要记录讨论过程，讨论必须包括以下内容：该行为指标下所提供证据的可靠性；所包含的确切性证据数量不得少于 * *。证据集中的趋势；典型行为的重要性；……

评估者自身的特质会对如何评价受测者产生影响，为保证这种影响尽可能少，应当注意以下常见的评估者偏见。

1. 趋中趋势：这是趋向于“轻松选择”的趋势……

2. 逻辑误差：这是趋向于在两个看似相关的行为指标上评较高的分……

……

（二）审题流程

试题命制完成后，要进行审题。审题可以是各个命题小组组间交叉审核，也可以是由另一组审题专家专门负责审核。审核试题的人员应当包括以下组成。

（1）专业考试机构的试题编辑，负责修订试题的形式和内容表述。

（2）测量内容专家（SME），负责审核：试题内容与参数是否一致；试题内容是否有伦理问题或项目功能差异（DIF）；试题的参考评分标准是否涵盖了所有可能的反馈；试题的评分标准是否合理，是否可操作；不同试题间难度是否均衡。

（3）专业考试机构的命题管理人员：负责评估试题的施测标准是否完整、合理；是否符合考试场地设置标准、人员配备标准；标准是否可操作。

（三）试题试测

在完成试题命制和审核后，试题必须经过试测方能进入实测环节。由于 CRI 的复杂性，因此，必须要对试题进行试测，同时，由于 CRI 的测试费用十分昂贵，测试样本不可能很大。所以一般在实际应用中都采取嵌入实测的试测方法，即把少量试测试题镶嵌入实测过程中，并观察试题的表现。

CRI 试题试测不同于 MCQ 的试测结果分析，CRI 需要实际观察施测过程，并分析测试结果。必要时，对于操作类或口试类的作答要录像录音，以供以后分析。

由命题专家或专业命题人员观察试题试测的过程，对过程的评价包括：①施测标准是否可行，是否足以控制施测过程不出现大的人为干扰；②是否出现了没有列入试题评分标准的反馈模式；③试题评分标准所预计的反馈模式和分布是否与预测结果一致；④施测过程是否与现行的其他 CRI 试题有大的差异。

对于 CRI 试题的结果分析方法主要是概化理论（G 理论）和经典理论（CTT）结合应用，主要分析内容如下。

（1）方差分析　关于 G 理论的概述见本书第一章。在 CRI 的试题分析中，主要分析试题 - 考生 - 评分者三个因素为考试结果带来的方差大小，在构成总体方差的成分中，G 理论可以分析试题方差、考生方差、评分者方差、试题 × 考生、试题 × 评分者、评分者 × 考生、试题 × 评分者 × 考生方差以及残差。合理的 CRI 试题希望评分者间方差达到最小，考生间方差达到最大。对于分析结果，要结合对施测过程和试题内容进行分析。当出现评分者间差异过大时，提示要重点控制施测标准和评分标准。当出现考生间方差偏小时，提示试题区分能力差，应当认真分析试题内容是否过难或是过易，或是题目要求过于单一，没有提供考生自由表现的机会。

（2）分数分析　应用 CTT 进行分析时，可以分析试测单题与被试样本实测总成绩的相关系数，更重要的是，分析试测单题与投入实测的相同内容、结构的试题的相关性，平均分差异。这可以提示在测量相同内容和结构时，试测试题与现有实测试题间的功能差异。

（3）项目功能差异分析　标准 99 指出：当可靠的研究报告指出测验所测量的内容范畴里在考生亚群体中因年龄、性别、种族、族裔、文化、残疾和（或）语言等因素而存在试题差异作用时，测验制作单位应在可行的情况下作相应的研究。这种研究应找出并排除可能对特备的亚群体造成考分偏向的测验设计内容和形式。

分析不同属性的考生对试题的得分情况。这些属性一般包括上述考生特征。对考生得分和分数构成的 DIF 分析可以提示在试题设计中的内容、表述与实践工作及人群特征的差异。

以上所有分析结果应反馈给试题审核小组，试题审核小组根据分析结果对试题进行调整直至达到测试需求。需要指出的是，在试题通过试测，并进入实测以后，也有必要对试题进行持续的抽样监测，其监测、分析内容与试测监测分析相似。这样的监控的目的是观察试题、评分标准、施测标准随时间推移的变化，以便做出试题处理的决定，如试题退役、重审或保持使用等。

二、计算机技术在主观题测验中的应用

计算机和网络在生活，尤其是在测验中已经被广泛应用。针对 CRI 本身具有成本昂贵、人的参与、干扰因素多的特点，各类基于计算机和网络的 CRI 开发、应用和评价方法也应运而生。

（一）基于网络的命审题

如前所述，CRI 的命审题工作十分复杂，需要逐个培训、即时讨论和修改以及直接的质量控制。因此，采用命审题工作会议的方式是最常见的 CRI 命审题方式，但命审题专家的代表性要求广大的地域分布，专家的专业性决定了命审题专家往往承担着重

要的工作，是岗位中不可或缺的人员。因此命审题工作会议差旅费用多，常占整个会议预算的一半以上；同时，由于专家任务繁重，因此会议时间紧、日程协调困难。通过虚拟会议进行命审题可以在短时间内布置命题任务或审核大型题库的试题。SME 反映乐于接受这种工作方式，同时也可以专心处理试题。网络虚拟会议的安全性高于分发、邮寄命题材料。通常可以以小型网络会议预审大批试题，再通过传统会议审核预审筛查的问题试题。把除微小形式问题外的试题审核和修改分离开，可以使专家更加集中注意力于单一任务（表4－7）。

表4－7　一种可能的虚拟网络审题控制界面

<table>
<tr><th>试题修改界面</th><th>试题参数</th></tr>
<tr><td rowspan="3">一、诊断及诊断依据（8 分）
（一）诊断
1. 急性弥漫性腹膜炎：急性胰腺炎　4 分
2. 胆囊炎　1 分
3. 胆石症　1 分
（二）诊断依据
1. 急性上腹痛，向后腰背部放射，伴恶心呕吐，发热　1 分
2. 全腹肌紧张，压痛，反跳痛　1 分
二、鉴别诊断（5 分）
1. 消化道穿孔　2 分
2. 急性胆囊炎　2 分
3. 急性肠梗阻　1 分
三、进一步检查　（4 分）……</td><td>ITEM No.　＊＊＊＊
知识点：
预计难度：</td></tr>
<tr><td>在线审题人
审题人 1　●视频
审题人 2　●视频
审题人 3　●视频
审题人 4　●视频</td></tr>
<tr><td>视频</td></tr>
</table>

（二）基于计算机和网络的测试和信息采集

基于网络视频的网上面试已经普遍用于招聘、选拔。此外，一些考查操作能力和思辨能力的主观题也可以通过网络来完成。基于计算机和网络的主观题测试和信息采集的优势在于测量环境的标准化，信息收集模式的标准化，同时，由于测试过程可以通过计算机加以录制采集，测试可以和评分分离。可以大量减少主观判断所需要的评价者人数。这一方式极大地减少了 CRI 出现干扰的可能性，降低原本高昂的考试费用。由于其突出的优点，目前各类主观题均在努力向计算机和网络化转型。虚拟现实技术也开始应用于考试。随着虚拟现实技术的普及，对考试中计算机模拟技术的应用催生了测量用虚拟患者，用于考查知识、技能、数据处理、多媒体信息判读以及临床决策。可以说，基于计算机和网络的测试技术方兴未艾（图 4 -1，图 4 -2，图 4 -3）。

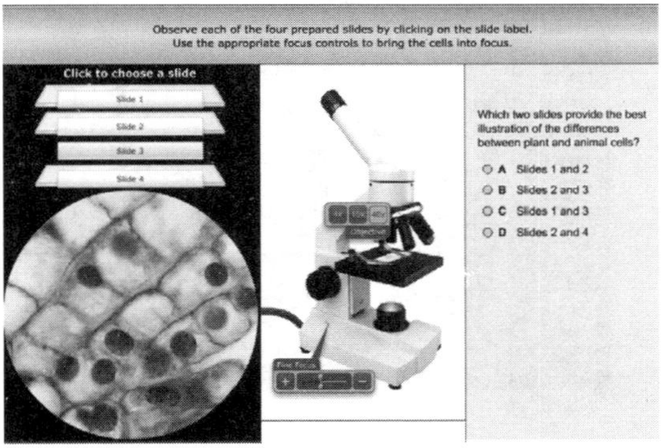

图 4 -1　一种基于计算机的操作能力测试示例

（图片来自：Ellen Strain - Seymour，Walter " Denny" Way，Robert P. Dolan. Strategies and Processes for Developing Innovative Items in Large - Scale Assessments. Pearson Inc. June 2009）

总体而言，随着人才评价理念的发展和手段的进步，主观题题型也越来越向多样化发展，试题内容更加注重联系社会生活实际，但无论怎样变化，都离不开主观题的核心特点，重点都是要注意试题质量的不断提升和评分标准的合理设定。

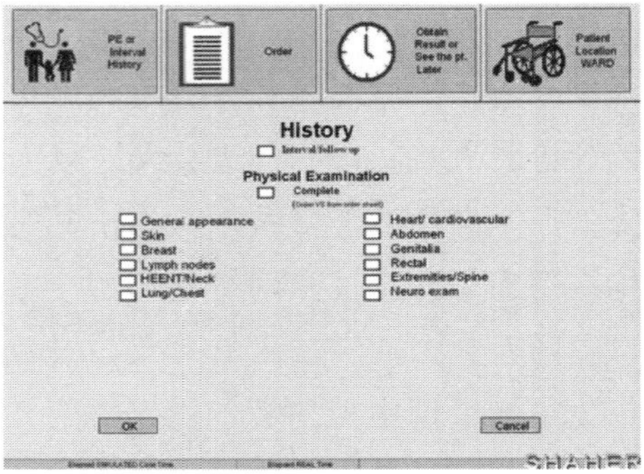

图 4－2　USMLE CCS 考试界面

（图片来自 http：//download. usmle. org/2010/Step3Download. zip）

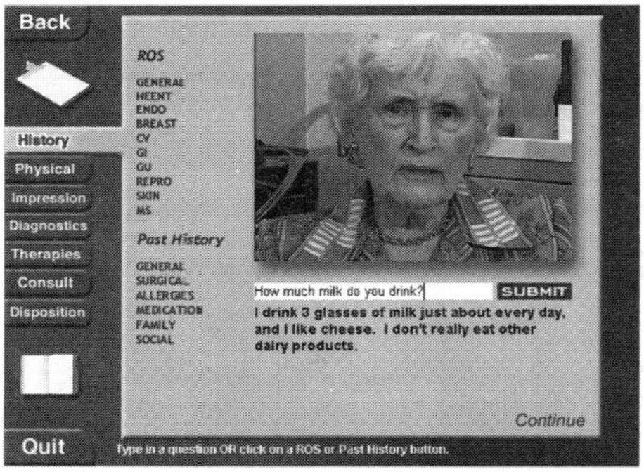

图 4－3　一种虚拟患者（AVP）互动界面

（图片来自 http：//www. brightworks. com/projects/virtual_ patient. html ）

（刘　岩　蔡海燕　陈声宇　张晓懿　张君君　马　辉）

参 考 文 献

［1］关丹丹．主观题与客观题辨议［J］．中国考试，2008，（7）：51－55.

［2］庄美金．基础教育考试主观题命题改革与发展研究［D］．福建师范大学，2007.

［3］孙武．结构化面试研究［D］．厦门大学，2008.

[4] 段红英. 公选：案例分析题制胜的三个环节［J］. 考选攻略，2011，(3)：35－37.

[5] 李云田. 文件筐测验法解析［J］. 决策，2008，(12)：56－57.

[6] 吴吉屏. 无领导小组讨论题目设计［J］. 合作经济与科技，2007，(10)：28－29.

[7] 刘晓彦. 无领导小组讨论应用中的主要问题及对策研究［J］. 商业文化，2011，(1)：74－75.

[8] 曲鹏. 高级智能模拟人系统在急诊临床教学中的应用研究［D］. 大连医科大学，2010.

[9] 吴汉妮. 标准化病人在临床诊断基本技能教学和考核中的应用［J］. 医学与社会，2010，(7)：89－91.

[10] 韩冰. 标准化病人在住院医师考核中的应用［J］. 中国高等医学教育，2009，(10)：106－107.

[11] 张训巍，孙宝志. 计算机模拟考试初探［J］. 西北医学教育，2001，(3)：17－18.

[12] 国家医学考试中心关于印发《国家医学考试中心医师资格考试实践技能考试与考官培训基地授予办法（试行）》的通知（国医考发〔2008〕90号）

[13] Fowles, M. (1978). Manual for scoring the writing sample. Princeton, NJ: Education Testing Services White, E. M. (1985). Teaching and assessing writing. San Francisco, CA: Jssey－Bass

[14] http: //www. ets. org/Media/Tests/TOEFL/pdf/Writing_ Rubrics. pdf

[15] AERA、APA、NCME (1999). Standards for enducational and psychological testing. Washington, D. C. AERA.

[16] Deborah L. Schnipke, Kirk A. Becker. Making the Test Development Process More Efficient Using Web－Based Virtual Meetings. CLEAR Exam Review Volume XVIII, Number 1, Winter 2007.

[17] Jonathan Round, Emily Conradi and Terry Poulton. Improving assessment with virtual patients. Medical Teacher. 2009; 31: 759－763.

[18] Ellen Strain－Seymour, Walter " Denny" Way, Robert P. Dolan. Strategies

and Processes for Developing Innovative Items in Large – Scale Assessments. Pearson Inc. June 2009.

[19] http://download. usmle. org/2010/Step3Download. zip.

[20] http://www. brightworks. com/projects/virtual_ patient. html.

第五章
命题工作体会

第一节　呼吸内科专业

呼吸内科的命题符合内科学的一般命题要求。为了保证考试内容的合理性和考核的有效性，在进行命题前需要对考核对象有较为清晰的了解和认识，包括其所处的学习和工作阶段，以及所应达到的要求。因此，命题前要对考试大纲认真阅读，充分了解考核的范围和试题整体的难易程度和复杂程度。然后根据要求，最好列出设计合理的考核细目表，包括所要考核的详细内容、难易度分布、认知层次分布等。准备好上述细目表后即可开始命题。下面主要谈一下最佳单选题的命题体会。

一、“撇开书本”

要命制好的试题，在考核点确定后，首先要思考的就是和该知识点相关的临床情况。命制试题的老师大都具有丰富的临床经验，并长期在医疗和教学一线工作，熟知临床工作的重要问题。同时，对医学生和不同年资医师的知识结构也有较深入的了解。因此，可以根据所要考核的问题，自行设计临床场景，或是查阅实际病例，对重要信息进行抽提和凝练后转换为试题的临床场景。这时，思考涉及的临床问题往往是临床工作中的重要问题，是医学生或不同年资医生所应掌握的问题。在命制试题初步成型后，如果其中有些细节问题不能确定，则需要进行有针对性的查阅书籍或文献，并最终保证所命制试题的科学性。而如果在一开始命题时就翻开书本，则容易囿于书本中干涩的知识点、或是陷入到非重要的细枝末节，甚至可能是和临床脱节的问题中。此时，可以进行一个简单的测试，在命制完试题后，可先放一段时间。过后再看试题，如果命题人可以清晰还原当初命题时的思考过程，则该试题基本是成功的。反之，如果在没有书本的情况下无法还原当初的思考过程，则该题所涉及的内容可能较偏、或不是临床上的重要问题。当然，撇开书本的前提是要具备较为厚实的临床工作积淀，以及对相关基础医学知识较充分的掌握。

二、熟悉命题要求和原则

就命题本身而言，所要考核的问题实际是测试考生的思考是否符合合格医生的临床思维。回顾一下该过程，医生在面对病人时，所搜集到的信息（包括症状学、其他病史、体格检查和辅助检查等）多数都是原始的、包括相关信息和无关信息在内一个复杂的总体。医生在处理这些信息的过程中，需要根据自己的临床经验滤过无关的信息、解读部分未经过处理的信息，然后再根据这些有效信息对疾病进行判断和处理。在判断和处理环节，必要的基础医学知识和基本理论是进行合理分析的基础。而命题实际就是对上述临床思考和决策过程中某些阶段或步骤的还原。

下面就如何实现上述设想，列举一些可供参考的命题体会。

1. 题干中所提供的信息可以包括一定的无关信息和原始信息

限于考试时间的限制，考题所提供的信息应尽量简洁，但是在设置一定数量相关信息的同时，设置必要的“无关信息”是有益的。在这里，所谓的“无关信息”并不是可有可无的，应该是在临床工作中，可能影响到医生思考过程的信息。优秀的临床医生（考生），应该具备迅速识别有效信息、滤过无关信息，抓住问题基本特征的能力，这种能力属于考核内容的重要组成部分。

另外，可以根据考题需要提供未经解读的原始信息，例如：考核胸腔积液时，可以提供 X 线片，让考生去读片，根据胸片识别胸水。而如果只是 X 线片提示（某侧）胸腔积液，则无法考查考生处理这些原始信息（基本读片要求）的能力。如果无法提供胸片，也可以改为描述：“胸片示右侧肋膈角消失”等，让考生解读。

2. 临床情境和备选答案设计合理

试题是相关临床情境的再现，因此，无论是题干所提供的信息，还是作为进一步检查和治疗延续的相关备选答案，在检查步骤和先后顺序上均应合乎逻辑。比如，为了考核结核的影像学表现，在题干的信息中给出了痰抗酸杆菌阳性的结果，然后询问该患者胸片最可能出现的异常是什么？在实际临床工作中，如果疑诊某患者为肺结核，在进行痰检前，应该已经有胸片的资料了。因此，这样考题实际成了“下述胸片表现中最符合肺结核的是”，变成记忆型题。如果给出胸片的描述，询问“为明确诊断应首先进行的检查是”，而在备选答案中将痰找结核菌设置为正确选项，则更符合临床实际经过，也更有利于考核学生对相关知识的理解和应用。

在设计备选答案时，命题者应根据实际临床情况进行思考，首先确定正确选项，然后思考可能接近正确选项的有一定合理因素的相关选项。因为最佳选择题目前主要采用5个备选答案的形式，有时上述思考后仅仅能完成不到5个可以构成合理干扰的选项，这时就需要设置临床可能进行，但是和试题临床情景无关的选项。尽量避免设计明显错误和明显无关的选项，这样的选项考生根据普通常识或应试技巧可以迅速排除，从而降低试题难度，并在一定程度上影响了考核考生临床决策是否正确的价值。如，对于题干描述为出现低血压的肺栓塞病例，在回答“最重要的治疗措施是”的备选答案时设置“利尿”（明显错误）或“对症治疗”（明显无关或不重要）将会降低考核的难度和价值，而相对理想的设置是肺栓塞治疗时可能采取的措施，如：静脉点滴血管活性药物、皮下注射低分子肝素、口服华法令、静脉点滴尿激酶、手术取栓。

3. 给相关基础医学内容更多的关注

“知其然，知其所以然”是对临床医生的要求。临床医生在对临床问题进行思考时，需要凭借相关的基础医学知识。经过一定临床实践的医生，其基础医学知识的结构已经和刚学习完基础课程的医学生不同，其所掌握和了解的基础医学知识应该已经随着临床实际工作发生了结构方面的变化，此时“应用基础医学知识”更加突出。而拥有扎实的基础医学知识，对于临床思维和决策无疑是非常重要的。部分医师在经过相对长时间的临床工作后，其经验性的知识成为知识结构的主要部分，而容易忽略“应用”生理、病理生理这些重要内容，最后可能明显影响其临床工作的质量。在呼吸病学领域，像低氧血症、胸腔积液的发生机制，胸痛和呼吸困难的类型及其发生机制都是非常重要的内容，对这些问题的熟练掌握将有助于临床诊疗能力的提高。因此，根据命题的原则，这些问题都属于需要考核的“核心知识”。

命题是一项专门技术，只有丰富的学识，而不懂命题技法是难以命制优质试题的。对试题命制原则和技巧很好地地掌握，并将实际临床工作中丰富的积累通过合理的试题结构和形式表现出来，才是成功的命题。

（李海潮）

第二节　小儿外科专业

卫生专业技术资格考试作为我国卫生系统全国统一考试项目之一，走过了10余年的历程。从地区试点，到全国逐步推广；从简单的选择题形式，到模拟病例试题；从纸质手工答题，到计算机人机对话，卫生专业技术资格考试无论从形式上，还是从内容上，都已经有了长足的进步，对我国卫生事业的发展起到了推动作用，收到了良好的社会效益，走在了我国专业技术资格考试的前列。

小儿外科命题工作具有其重要性、复杂性和艰巨性。重要性体现在它是我国小儿外科卫生工作者业务晋升的主要依据，担负着衡量他们医疗水平的重担。复杂性体现在小儿外科作为外科的一个分支，属于三级学科，它既有外科学和其他临床医学学科的共性，又有小儿外科的独特性，包括小儿普外科、小儿骨科、小儿泌尿科、小儿心外科、小儿胸外科、小儿整形科、小儿肿瘤科、新生儿外科、小儿神经外科、小儿急诊外科等专业，所以，小儿外科是一个综合性学科，命题包涵范围多达10个专业。多年的命题工作，使得试题的内容几近枯竭，尤其在选择题上表现突出，新命题和题库试题有较高的重复率，使得提高命题质量面临艰巨任务。以下是小儿外科的命题工作体会，期望和同行分享。

一、命题的总体原则

1. 试题考核的目的要明确，通常一道试题只考查一个知识点。

【例题 1】关于先天性肺囊肿的叙述，**错误**的是

A. 诊断主要靠 X 线检查

B. X 线分型：肿瘤型，空洞型，多囊型

C. 实践证明早日手术，预后较好

D. 在小儿肺占位性病变中占第一位

E. 确诊后，可以内科保守治疗

答案：E

这道试题的选项，A 是诊断方法，B 是疾病分类，C 是手术问题，D 是发病情况，E 是治疗方法。五个选项内容各不相同，选项太泛化，考查的不是一个知识点。出题者误将考查肺囊肿这个疾病作为了知识点，正确的做法是，应当将某个疾病的诊断、鉴别诊断、影像学检查、治疗等内容中的一个方面作为知识点来命制题目。

2. 试题命制和组成要根据考试大纲要求，兼顾认知层次和试题难度。

【例题 2】脊柱结核最常见的部位是

A. 椎体　　B. 椎板　　C. 棘突

D. 横突　　E. 椎管

答案：A

【例题 3】4 个月髋关节脱位的孩子，首选的治疗方法为

A. 尿布疗法　B. 怀抱婴儿法　C. Pavlik 吊带
D. 手法闭合复位　E. 牵引复位
答案：C

第一个题目考查的是基本理论，属于认知层次中的记忆水平，题目较容易，第二个题目考查的是简单运用，属于认知层次中的中等水平，题目难易程度属于中等。考试大纲的规定，有些内容要求熟悉，有些内容要求掌握，有些内容要求熟练掌握，所以命题者可以据此命制相应的试题。熟悉的内容可以命制认知层次低一些，难度小一些的试题，反之，熟练掌握的内容则必须命制认知层次高，难度系数高的题目。

3. 考试试题内容既不要超纲，又不要过于陈旧，避免脱离临床实际。

【例题 4】输尿管畸形中 Weiger – Meyer 定律
A. 双输尿管畸形中开口位于中间靠远端的输尿管引流上肾部
B. 双输尿管畸形中开口位于中间靠近端的输尿管引流上肾部
C. 双输尿管畸形中开口位于中间靠近端的输尿管引流下肾部
D. 双输尿管畸形中开口位于中间靠远端的输尿管引流上肾部
E. 双输尿管畸形中开口位于中间靠近端的输尿管引流下肾部
答案：A

【例题 5】新生儿皮下坏疽的炎症反应属于
A. 强应性反应　B. 正应性反应
C. 弱应性反应　D. 无能性反应

E. 过敏性反应

答案：C

第一个题目见于中级医学职称晋升考试试题，很明显，输尿管畸形中 Weiger - Meyer 定律的内容超出了中级职称晋升考试大纲的范围。第二个题目是关于新生儿皮下坏疽的试题，但是，新生儿皮下坏疽这个疾病现在临床上很难见到，但是此类试题却在试题中多次见到。所以，考试内容要跟上时代，紧密联系临床工作实际，以保证题目的先进性。

二、题型的描述与掌握

1. A 型题的题干要精练。

【例题 6】幼儿胸部出现突起畸形。查体：胸骨体前凸，肋软骨及肋骨凹陷。可能诊断为

A. 维生素 D 缺乏　　B. 胸壁结核

C. 胸壁肿瘤　　D. 漏斗胸

E. 鸡胸

答案：E

该试题题干描述不够精炼，可以修改为“胸骨体前凸，肋软骨及肋骨凹陷，可能诊断为”

2. 外科试题中有些题干的文字描述可以用图片说明，更直观，一目了然。

【例题 7】X 线照片如图所示，显示的骨折属于骨骺损伤的类型是

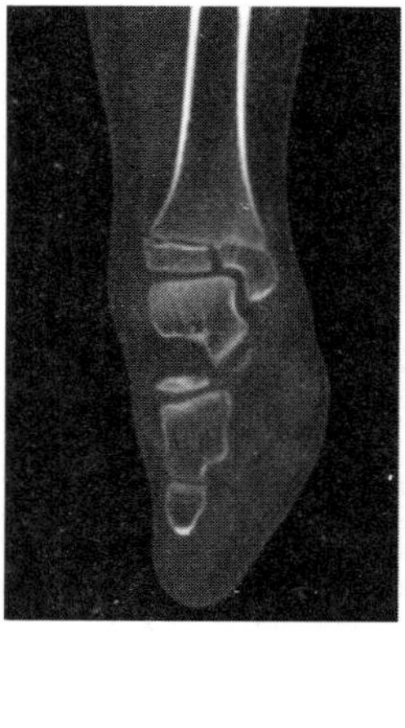

A. Ⅰ型

B. Ⅱ型

C. Ⅲ型

D. Ⅳ型

E. Ⅴ型

正确答案：C

3. A 型题的选项要精干。

【例题 8】测量上肢总长度的方法是

A. 从肩峰至中指尖端

B. 从肩峰至尺骨鹰嘴

C. 从肩峰至桡骨茎突

E. 从肩峰至尺骨茎突

E. 从肩峰至第一掌骨

这道 A1 型题，选项中都含有“从肩峰至”，可以将选项中相同的描述放到题干中，该题题干可以修改为“测量上肢总长度，是从肩峰至”。

4. 不要将 A1 型题牵强描述为 A2 或 A3 型题。

【例题 9】女性新生儿，生后 3 天。3 天来发热，体温持续 39℃，拒乳。家长发现其腰背部红肿。查体：精神萎靡，腹胀，腰背部红肿面积达 10cm × 12cm，中心皮肤色暗，有漂浮感。血 WBC $24 \times 10^9/L$。诊断为新生儿皮下坏疽，本病的炎症反应属于

A. 强应性反应　　B. 正应性反应

C. 弱应性反应　　D. 无能性反应

E. 过敏性反应

正确答案：C

该试题命题者的原意想命制一道 A2 型题，但是过于牵强，它实际上还是一道 A1 型题，因为在一段文字描述之后，命题者给出了诊断“诊断为新生儿皮下坏疽”，这样，前面的问题描述

都失去了意义。这是强行将 A1 型题病例牵强转化成 A2、A3 型题。

5. 试题避免选项不同质。

【例题 10】脊髓拴系综合征是

A. 脊柱手术的并发症

B. 脊柱外伤的后遗症

C. 小脑扁桃体疝的表现

D. 恶性肿瘤压迫综合征

E. 多基因遗传病

正确答案：E

该试题的选项 A 为手术并发症，B 为后遗症，C 为临床表现，D 为病因，E 为病因，五个选项涉及四个方面的内容，选项不同质。应当从上述内容中确定一项来命制试题。

6. 选项避免“四长一短”或者“四短一长”。

【例题 11】肠旋转不良易发生扭转的原因是

A. 盲肠、升结肠游动

B. 十二指肠被腹膜带压迫

C. 空肠近端膜状组织压迫

D. 小肠系膜仅在肠系膜根部有狭窄的蒂状附着

E. 阑尾位置异常

答案：D

该试题五个选项中，A、B、C、E 四个选项文字描述短，D 项文字描述明显的长于其余四个选项，答题者很容易利用答题规律做出判断，“四短一长选长的”。所以命题者要避免“四长一短”或者“四短一长”的选项设置。如果答题者利用答题规律做出了选择，就不能真正考查出他们是否掌握了该知识点。

7. 避免“以上都不是”或者“以上都是”的选项设置。

【例题 12】产生膝内外翻的原因有

A. 佝偻病　　B. 先天性骨骺疾病　　C. 脑瘫

D. 外伤　　E. 以上都是

答案：E

这样的选项设置，存在两个问题，一是选项不同质，二是答题者会按照答题规律做出选择。

8. 选项的设置要有合理的迷惑性和干扰性。

【例题 13】问题 1：触诊检查时，为发现睾丸，除了检查阴囊外，还应当检查的部位有

1. 背部　　2. 腰部　　3. 脾区

4. 肾区　　5. 输尿管区　　6. 膀胱区

7. 腹股沟区　　8. 耻骨联合区　　9. 会阴区

10. 股部　　11. 臀部

这是一道案例分析题的第一个问题，命题者为了凑足选项数目，11 个选项，出现了 1 背部，11 臀部的选项，这些睾丸明显不会存在的部位，实在是画蛇添足，没有任何迷惑性和干扰性，所以选项的设置要有合情合理的迷惑性和干扰性，避免无意义的选项和凑数的选项。

三、命题语言和文字

1. 尽量少用或者不用否定语句，如果必须要用，也要用粗体字和下划线标明。

【例题 14】**<u>不正确</u>**的脑积水分类是

A. 交通性脑积水　　B. 梗阻性脑积水

C. 正常压力性脑积水　　D. 混合性脑积水

E. 脑外积水

答案：D

2. 避免双重否定语句。

【例题 15】肠套叠的空气灌肠复位的禁忌证**不包括**

A. 病程超过48h

B. 腹部异常膨隆

C. 灌肠压力超过8.8～13.8kPa不能复位

D. 腹部出现肌紧张和反跳痛

E. 复发性肠套叠

答案：E

这样的双重否定题目容易扰乱答题者的思维，把简单问题复杂化，并不能考查答题者的真实能力和是否掌握了该知识点。上述题目可以改为“肠套叠空气灌肠复位的适应证是”

3. 病例分析题的问题描述尽量用陈述句，尽量不用疑问句和否定句。

常见的疑问句和否定句描述语句有以下几种，括号里是建议采用的陈述句。

- 治疗的措施有哪些？（治疗的措施有）
- 应首先采用哪种治疗方法？（首选的治疗方法为）
- 可能的诊断有哪些？（可能的诊断有）
- 哪项体征对诊断最有意义？（对诊断最有帮助的体征是）
- 有特异性的检查是哪项？（特异性的检查项目是）

4. 试题文字描述中尽量避免大白话地方语、口头用语和习惯用语，要使用规范的语言。

例如：

- 总想睡觉——嗜睡
- 不停地排小便——尿频
- 指鼻，轮替和跟膝胫试验均差——指鼻，轮替和跟膝胫试验阳性

- 女娃——女孩
- 睾丸的顶端——睾丸的上极
- 膝关节的下份——膝关节的下部
- 排尿时膀胱尿道造影——排泄性膀胱尿道造影
- 胃内毛粪石——毛发性胃石
- 水分日需量——液体日需量
- 肺脓疡——肺脓肿
- 开放引流——切开引流，手术引流
- 胃肠外营养（TPN）——全胃肠外营养（TPN）

四、外科学理论考试的不足

当前卫生专业技术资格考试试题的形式和内容已经比较成熟，但是，这种形式的命题，对于考核一名外科医生的技术资格，还有明显的不足。因为，外科学主要研究如何利用外科手术方法解除病人的病痛，从而使患者得到治疗。手术操作能力是考核外科医生水平的重要方面，显然，现有的考试考核方法在这一方面存在缺陷，一名优秀的外科医生既要掌握理论知识，又要有娴熟的手术技巧和丰富的临床经验。今后需要从考核的形式、方法等方面对外科学专业技术资格考试予以改进和完善，例如模拟某种疾病的外科手术考试等。

总之，在命制卫生专业技术资格考试试题时，命题者既要掌握命题的基本原则、认知层次和难易程度，达到考试大纲的考核要求，又要掌握命题的技巧，使题干简单明了，选项具有合理的干扰性，文字描述规范，符合我国语言文字习惯。同时，还要体现外科学的考核考查特点。

（孙　琳）

第三节　公共卫生专业

在基层疾控系统工作中接触的考题主要涉及公共卫生政策法规、公共卫生知识和技能三个方面。考试内容占较大比重的是概念题，首先上来就是一堆名词解释，甚至WHO、CAP、NCD之类缩写也不乏出现在名词解释中，究竟出题目的何在不得而知。考卷最后一般是一两道概念论述，每一题都在15～20分左右。结果是出题者出题难，被试答题也难，判卷评分更难。尤其是主考单位的判卷老师，纵然是手持标准答案，面对千奇百怪的答案，落笔判分，徒叹奈何。老师们都说，凡是答得一字不错的一准是打了小抄，走漏了消息的。我作为旁观者，觉得有几分道理的同时，也同情那些死背硬记的被试不仅受连累背了黑锅，更试问这种死背硬记到实际工作中又有何用？为写此文，我特别请教了3名博士和5名硕士，问的是同样的问题：在你这一生经历的各种考试中，记忆最为深刻的最可恨的题型是什么？结果无一例外的答案是：论述题。至于考题中的名词解释的答案是：荒唐绝顶。尤其是对统计学考核概念时，面对从A～E，每一选项长达两行的答案选项无不感到头痛。统计学是应用学科，概念自然不可不考，但难道非用论述题和（或）直接选择答案的方式？有一个博士高呼："我宁可做计算题！"

另外，我国考场一般都非常公正的不允许携带计算器进入。但是在卫生经济学考题中就有："某医院向银行贷款1000万元，如果按4%年息计算，请问5年后应归还多少钱？"选择答案是5个不同的数字。首先，姑且不论这道本应是考财务人员的题怎么会出现在卫生经济学考卷内，仅就该题出题者给出的正确答案可推测是按照复利计息。所以必须先要按照5年期复利付息的公式计算得到：$1000\times(1+4\%)^5=1216.653$ 才能着手去选择答案。要知道即便是知道公式，也懂得使用公式，还需要计算器帮忙，否则请问时下有几人会手算多位五次方乘方？再者，这道题干并没给定该银行是否按复利计息，请问被试如何得知是否由政府接息？是否获得免复利计息的政策？巧的是这道题的选择答案中正好就有不计复利的 1040 这一选项。考生选了这个答案是否也该算对？当然不算对，但也不能算选错，你说是不是？这类题在流行病学、卫生统计学、卫生经济学和慢性病预防与控制中也频频出现。不允许带计算器的规矩是否可以改一改来适应这类题，或者这类题是否可以换种方式，而不需要计算器？

综上所述，我的理解首先是出题者需要端正出题的态度，不要认为命题是多余、是负担或是简单地完成任务。对自己出的题要尽量从被试的角度去想，根据实际工作需要，按考试大纲要求，从教科书和考试复习参考书中出题，按命题要求设置考题。

其次，深深感到我国医学卫生教育与工作实践需要相去甚远。每当面对新入职同事，无不感到新员工自觉满腹经纶，将实际工作估计得太简单。殊不知学校学到的东西的确不少，但学校中所学教科书一般是 3～5 年更新一版，知识较为陈旧。新设备、新论点和新的工作方法都不能及时写到教科书中，更不用说科研前沿和发展动态，导致大学教育所教所学理论与实际工作脱节，学非所用。尤其是公共卫生专业，需要依法行政，其工作内容不仅有较强的技术性要求，还明显受到政策性和社会性的影响。学校中所学理论需要三年左右时间逐渐转化。结果考试的内容受到教科书限制，考题所考知识点甚至有时候居然已经在实践中被淘汰了。

受教科书更新慢、教学内容脱离实际的双重影响，考官无不叹息“出题难”。为此，只好但愿“我劝天公重抖擞，不拘一格降人才”。

（于世北）

第四节　康复医学与治疗技术专业

一、我国康复医学与治疗技术人才现状以及考试现状

改革开放以来，我国的医学得到了很大的发展。康复医学作为一门新兴的学科，在我国开始生根发芽，目前已经是方兴未艾。

对于演员，我们说“台上一分钟，台下十年功”；对于考生，也可以说“场上一分钟，场下十年功”。由于康复医学涉及内外妇儿等各个专业，要想取得好的成绩，顺利通过康复医学的资格考试，不但需要掌握解剖学、运动学、生理学、神经生理学、人体发育学、物理学、心理学等基础知识；还要掌握影像学、临床检验学、药理学、外科疾病、骨科疾病、神经疾病、内科疾病、儿科疾病、肿瘤康复等其他疾病的相关专业知识；以及康复评定基础、康复治疗知识、外科疾病治疗、骨科疾病治疗、神经科疾病治疗、内科疾病治疗、儿科疾病治疗、功能障碍康复、癌症康复等疾病的治疗和康复等专业知识；同时要求考生必须熟练掌握体格检查、物理治疗、作业治疗、言语治疗、心理治疗、中国传统治疗、康复工程、电诊断、运动能力评定、平衡协调评定、心肺功能评定、人体运动分析、感知认知评定、言语吞咽评定、日常生活活动能力和生活生存质量评定以及癌症的康复等专业实践能力。总之，康复医学与治疗技术资格考试考查的知识面很广，也很深，浩如烟海，常常令考生无所适从。

既往，康复医学与治疗技术考试的通过率很低，究其原因，可能与我国康复医学起步较晚，考生大多转行而来，知识面较窄，知识结构欠合理有关。统计资料显示，最近几年从正规医学院校康复专业毕业的学生，考试通过率明显高于其他考生，这就足以证明我国康复医学与治疗技术人才结构有待于改善。

二、国内外康复专业人才培养体制的差异

我国的医学院校学生是高中毕业后直接考取的，他们在医学院校学习 5 年之后获得学士学位，被分配从事医学实践活动。部分医学院校从 20 世纪 80 年代开始设立康复专业，学生经过 5 年学习后毕业从事康复专业工作。目前，在我国部分院校有 7 年制本硕连读、8 年制本硕博连读的培养机制。在我国，具备康复医学与治疗技术资格考试报名资格的考生经过报名，参加并通过康复医学与治疗技术资格考试之后就可以成为合格的康复医学与治疗技术专业人员。

与我国的康复专业人才培养不同，美国的高中生毕业后，进入普通大学，完成 4 年的本科生教育后获得学士学位，然后部分优秀毕业生经考试可进入大学医学院攻读 4 年的医学课程，完成学业后可获得医学博士学位。之后可根据自己的志愿报考康复医学方面的住院医师。一般情况下，康复医院接受应届或历届医学院毕业的医学博士作为自己康复专业的住院医师。

第 1 年康复医学部住院医师的培养是在本院或其他医院轮转，第 2、3、4 年则在本校附属医院康复医学科进行专业学习。第 2 年住院医师若能通过国家医生资格考试，即可获得国家认可的医师执照。

住院医师 4 年培训结束前，必须通过一种考试才能获得毕业。其考试形式有三种：第一种是住院医师准备好一个题目，在

科内作一次学术报告；第二种是交一篇高质量的、已经在国家级杂志发表的论文；第三种是要花费 4 ~ 6 个月时间，专门从事研究工作并且注册成为正式实验室研究生，完成论文得到科学硕士学位。毕业后成为合格的康复专科医生。该体制重点培养住院医师的临床工作能力和掌握康复医生所必须具备的各项技能。

总之，在美国，医学生通过上述的培养之后才能选择并确定康复医学和理疗学这个专业。而康复医学和理疗学是一个大的专业，其中又分为六个分专业，包括临终关怀医学、神经肌肉医学、疼痛医学、儿科康复医学、脊髓损伤医学和运动医学等。

三、国内外康复医学发展状况

我国的康复医学起步于 20 世纪 80 年代。大部分医院都是由运动医学科、理疗室和推拿室等科室合并建立康复医学专业的。初始各大医学院校并没有康复医学专科，从事康复专业的多数是其他专业转行而来；部分医院的康复医生是医学院校的毕业生，经分配到康复医学科，担当康复医生的，并未经过专门的康复医学专业的培养，他们经过一定期限的试工，经医院考核合格后成为医院的正式职工。在医学院校设立康复医学专科是近年来的事情，康复医师的轮转培养制度才刚刚开始。

与我国相比，美国的康复医学起步较早，大约始于 20 世纪 50 ~ 60 年代。当时的康复医学科医生都是从其他医学学科转到康复学科的。这是美国第一代康复医学科医生的特点。后来以师带徒的形式变成了美国康复医师的主要培养方式，这是美国培养第二代康复医学科医生的模式。直到 60 年代初期，首届康复医学住院医师培训毕业后，才宣告了美国第三代康复医学科医生的诞生。从此以后，康复医学科有了系统的康复专业住院医师的培养。

四、国内外医学考试现状对比

康复医学要发展，必须建立起完善的考试体制。国外的医学考试更注重考查医师综合运用知识、分析并解决问题及临床操作能力，而非单纯的知识记忆；更重视对社会学、心理学、管理学知识的考查，强调对病人的关怀意识，避免只看病，不看人。试题内容以案例分析为主，通过考查对住院医师常见多发病症、常见急症处理及某些重要罕见病症的处理，来鉴定考生相对核心知识及技术的掌握。

考试形式逐渐向标准化、客观化方向发展，目前各国医学考试一般采用笔试和面试相结合的方式：笔试中多采用客观选择题题型，并且在实践基础上重视对考试技术的研究；面试中，逐步推广应用客观结构化考试。近年，许多国家开始探讨将计算机模拟病例情景测试应用到考试中，如美国医师执照考试，既提高了考试的客观性，也使考试设计更接近临床实际情景，这也是今后医学类考试发展的趋势。

我国医学发展很快，康复医学专业也正在与世界康复医学接轨。目前，我国的康复医学与治疗技术考试已经步入计算机考试阶段。今后将在充分考虑国情的前提下，从改进考查内容和考试形式两方面入手，更加注重考查医师的综合能力、实践技能以及对核心知识及技术的掌握程度。

在我国康复医学与治疗技术专业人才结构趋于合理之后，在大部分考生都已经具备合格的多学科综合知识的基础上，我国康复医学与治疗技术专业资格考试也应该逐渐避免内外妇儿、基础知识、相关专业知识、专业知识、专业实践能力等等什么都考、让考生感到浩如烟海、无所适从的局面。应该把专业逐步细化，从而减轻考生的负担，更好地有目的地考查考生在某个专业领域知识掌握的深度。如此，也才能引导考生更好地在自己所从事的专业领域内向更加高、精、深、专的方向发展。

（李建军　密忠祥）

参考文献

[1] 席峥，柳雯，高蕊 等，医师资格考试选择题命题科学性的探讨「J」，中国高等医学教育，2008，(5)：36－37.

[2] 杨丽芳，医学考试中选择题的命题「J」，卫生职业教育，2004，22(16)：46－48.

[3] 张鸣，万学红编译，美国医师执照考试的试题开发与考试设计「J」，复旦教育论坛，2003，1（4）：85－87.

附录一

国家医学统一考试安全保密工作管理办法实施意见

第一章　总　　则

第一条　为保证国家医学统一考试中的国家秘密，保障考试工作的顺利进行，根据《中华人民共和国保守国家秘密法》、中共中央办公厅国务院办公厅印发的《关于加强中央和国家机关保密工作的意见》和《卫生工作中国家秘密及密级具体范围的规定》以及《国家医学统一考试安全保密工作管理办法》的要求，制定本实施意见。

第二条　本实施意见适用于国务院卫生行政部门、中医药管理部门组织的各类国家医学统一考试及参与考试工作的机构和相关人员。

第三条　国家医学统一考试保密工作分别设置机密级、秘密级国家秘密事项和工作秘密事项（即内部事项）。

第四条　国务院卫生行政部门、中医药管理部门的保密管理机构负责对国家医学统一考试试卷命制、印刷、运输、交接、保管、使用、回收及销毁等各环节的安全保密工作指导、监督和检查。

国家医学统一考试机构负责对考试安全保密工作的组织

实施。

国家医学统一考试机构是指承担全国医药卫生领域或全国性考试任务，负责考试试题命制、试卷提供、考务管理、阅卷评分和成绩发放等工作的机构。

第二章　国家秘密事项、内部工作秘密事项以及知悉范围

第五条　国家医学统一考试工作中国家秘密及其密级和内部工作秘密事项的具体范围：

（一）机密级国家秘密事项

已确定用于国家医学统一考试启用之前的试题（包括备用试题）、标准答案和评分标准。

（二）秘密级国家秘密事项

国家统一考试题库内用于组卷的试题、标准答案和评分标准。未评阅的答案按秘密级国家秘密事项进行管理。

（三）工作秘密事项（即内部事项）

国家医学统一考试启用之后的试题和国家医学统一考试机构规定的其他内部工作事项。

第六条　国家秘密知悉范围：参与审题、组卷、审卷和阅卷的专家、工作人员、国家医学统一考试机构负责人；国家医学统一考试主管部门的相关负责人。

工作秘密事项的知悉范围：参与命题的专家和国家医学统一考试机构内部的相关工作人员。

第三章　涉密人员管理

第七条　第六条所列人员以及试卷印刷、运送、接收、保管、发放等试卷启封前及回收后未评阅答案的所有直接接触的人员为涉密人员。

涉密人员可分为核心涉密人员、重要涉密人员和一般涉密人员，具体管理办法由国家医学统一考试机构制定。

第八条　涉密人员必须接受保密教育和培训，按规定签订《保密责任书》。

第九条　核心及重要涉密人员实行备案管理制度。国家医学统一考试机构中，涉密人员的姓名、单位、职务、联系方式等信息及变化情况应当报国务院卫生行政部门和中医药主管部门保密机构备案。

第十条　国家医学统一考试机构内部的核心及重要涉密人员，离开涉密岗位时，应当清退、移交所持有的全部涉密文件、资料（含各类涉密载体），并实行脱密期管理，脱密期为6个月。

第四章　涉密载体及涉密计算机管理

第十一条　涉密载体是指以文字、数据、符号、图形、图像、声音等方式记载国家医学统一考试国家秘密信息的纸介质（纸质载体）、存储介质（光、电、磁介质）等各类物品。存储介质包括服务器硬盘、移动存储器、光盘、软盘和录音带、录像带等。

第十二条　涉密载体必须存入保密室或保密柜，并按保密要求进行管理。

第十三条 电子涉密信息必须统一存入涉密专用服务器，服务器系统管理员密码由多人分别设置、分别掌管。涉密专用服务器应当设置保密安全域，控制用户对数据的操作权和访问范围。

第十四条 移动存储介质管理

（一）涉密移动存储介质。

1. U 盘、移动硬盘应当统一配发、统一标识、统一编码，登记备查，且必须具有加密功能。

2. 使用光盘、软盘和磁带等移动存储介质实行审批、登记制度。

3. 禁止在涉密计算机与非涉密计算机之间交叉使用。

4. 禁止携带进入与涉密工作无关的公共场所。

（二）非涉密移动存储介质。

1. 禁止存储、处理涉密信息。

2. 禁止在涉密计算机上使用。

第十五条 涉密计算机管理

（一）涉密计算机必须标识。

（二）涉密计算机与非涉密计算机必须实行物理隔离，禁止与互联网联接。不得在同一涉密工作室内既安置涉密计算机，又安置非涉密计算机。

（三）禁止在涉密计算机上使用蓝牙、红外、无线网卡、无线键盘、无线鼠标等无线装置。

（四）携带涉密计算机外出应当经单位领导审批，并有记录。

（五）禁止在非涉密计算机上存储、处理国家秘密信息。

第十六条 计算机化考试专用物品的管理

（一）计算机化考试专用物品应当在国家保密工作部门批准的国家统一考试试卷定点印刷单位制作，制作前双方应当签订《保密协议》。

（二）计算机化考试专用物品应当实行入闱管理。

（三）计算机化考试专用物品应当按照本实施意见见第七章规定管理。

（四）各级国家医学统一考试机构、承担计算机化考试机构应当严格按照规定进行密码管理，严禁提前公开，以防泄密事件发生。

（五）禁止将考试系统及考试数据安装或存储在非考试指定专用机上，禁止安装在与考试场所无关的其他场所的计算机上；系统安装完毕后按照要求封闭考场。

（六）考试结束后 48 小时，经考区确认后，考点指定两人以上专门负责卸载计算机化考试系统并删除相关数据。

（七）考试结束 48 小时内，考点工作人员要将考生答题信息的光盘、考场情况记录单和考试备用光盘、密码袋等考试专用物品密封后，派专人送至考区按照规定办理交接手续。

（八）考试结束后，电子密钥等计算机化考试专用物品的销毁按照考试机构有关规定执行。

第十七条 对涉密计算机和存储介质进行维修或作数据恢复时必须有国家医学统一考试机构的工作人员在现场进行监督。废旧的存储介质应当统一回收、统一管理、统一销毁。

第十八条 涉密机算机变更使用部门或人员时，应当经本单位保密管理部门审核，实施检测和除密处理后方可变更。

第十九条 涉密载体和涉密计算机的报废、销毁应当经本单位保密部门审核批准，必须经除密处理或到保密管理部门指定的涉密载体销毁机构进行，并登记备案。

第五章　命审题、组卷工作管理

第二十条　命审题人员是指参与命题、审题、组卷的专家和工作人员。

第二十一条　命审题人员应当履行以下保密义务：

（一）遵守国家保密法律法规和本实施意见；

（二）凡有直系亲属、利害关系人参加当次考试的，应主动回避，不得参加当次命审题和组卷工作；

（三）应当接受保密教育和培训，签订《保密责任承诺书》。

第二十二条　审题、组卷、审卷工作应当在符合保密要求的会议室进行，并配置干扰设备。

第二十三条　会议室管理

（一）凡进入会议室从事审题、组卷、审卷工作的人员，应当按照入闱的相关规定管理。

（二）建立人员进出登记制度，无关人员一律不得擅自进入。

（三）进入会议室人员一律不得擅自携带计算机、移动通讯工具、存储介质、照相录像设备和手提包等。在会议室工作或入闱期间一般不得对外联系，确需对外联系的，可由专人陪同，使用专用固定录音电话，并做好登记。

（四）凡带入会议室的书籍、资料等与试题有关的材料由工作人员统一保管，待考试结束后返还。

第二十四条　涉密计算机的使用管理

（一）应当配置与外界物理隔离的涉密专用服务器，由专门处室和专人管理和操作。与涉密专用服务器相连接的计算机终端须加装电磁泄露防护设备。

（二）有关试题的命制、审校、修改、编排等工作均在会议室的涉密计算机终端上操作。操作过程中应当注意对不同时间段生成的不同版本的电子文件分别编名保存，根据需要可以打印纸质版本。

（三）命审题工作过程中形成的所有试题及相关的涉密电子信息应当全部存储在涉密服务器内，在工作阶段每日进行备份。未经批准，涉密信息不得擅自导出或转存。

（四）涉密服务器内设置专用文件夹，分别存放各类别试题及有关涉密信息，各相关工作人员按照工作权限进行使用，未经授权，不得对其他专用文件夹内的文件进行操作或擅自建立公用文件夹。

（五）配置用于杀毒和刻录涉密信息的涉密计算机，设置2段用户密码。未经杀毒的存储介质不得直接连接涉密专用服务器。所有刻录的关盘须标明内容。来源和日期，使用后存入保密室或保密柜。

第二十五条　涉密信息的使用管理

（一）打印涉密信息，必须经命题单位主管负责人审批，并在保密工作室内进行，打印有记录。未经批准不得带出保密工作室。

（二）不需保存的所有纸质信息应当及时按规定统一销毁，并填写销毁记录表。

第二十六条　承担不同命审题任务的团队和个人之间不得互相交换有关试题信息。

第二十七条　参与命审题、组卷、审卷工作的专家和工作人员严禁参与或授意他人进行与本次考试命题有关的培训工作。未经国家医学统一考试机构批准，在聘用期内部的参与编写、出版医师资格考试辅导用书和相关资料。

第六章　试卷印制管理

第二十八条　国家医学统一考试试卷应当在国家保密工作部门批准的国家统一考试试卷定点印制单位（以下简称定点单位）印制，试卷印制前双方应当签订《保密协议》。

第二十九条　试卷印制期间，国家医学统一考试机构应当向定点单位派驻保密监印人员。

监印人员实行入闱管理，印刷期间未经国家医学统一考试机构批准，监印人员不得与外界联系，直至考试结束。

第三十条　监印人员应当符合以下条件：

（一）遵守国家保密法律法规和定点单位的安全保密制度。

（二）身体健康，胜任工作。

（三）无直系亲属 、利害关系人参加当次考试。

第三十一条　监印人员负责监督检查定点单位安全保密的执行情况，督促定点单位对违反规定的操作环节及时进行整改，并予记录。

第三十二条　试卷包装封面必须标明密级，所有接缝处采用专用密封签密。

第三十三条　试卷清样移交定点单位或印刷车间，交接双方必须各有 2 人以上参加交接，并严格履行交接手续，做好记录。

第三十四条　试卷完成印刷后，除按要求保留的纸质备用卷外，剩余的试卷连同试卷印刷版必须及时销毁。

第三十五条　国家医学统一考试的光、电、磁介质，应当在定点单位制作。

第七章　试卷管理

第三十六条　国家医学统一考试机构负责试卷运送、接收计划的制定和运送、接收工作的组织协调。

第三十七条　运送方式及要求

（一）公路运送

1. 用封闭式专车运送。

2. 单车押运人员不得少于 2 人，做到人不离卷、卷不离人。

3. 运送试卷车辆不得搭载无关的人员、物品。

（二）铁路运送

1. 由 2 人以上押运，押运人员须全程值守，做到人不离卷、卷不离人。

2. 试卷进出站要有专人接送，有条件的请铁路部门配合，做到无缝隙（门对门）接送试卷。

（三）机要寄送

1. 正确填写收件和发件单位的名称、地址、联系人及电话。

2. 提前 10 日与机要单位交接试卷，并办理相关手续。

（四）航空运送

试卷（除机要运输外）原则上不得通过航空运送。特殊情况下必须通过航空运送的，应当经国家医学统一考试机构主管领导批示后方可实施，并做到 2 人以上随身押运，不得托运。

第三十八条　试卷押运人员应当符合以下条件：

（一）遵守国家和本实施意见的保密规定。

（二）身体健康，胜任工作。

（三）无直系亲属 、利害关系人参加当次考试。

第三十九条　计算机考试软件等电子材料应当按照本实施意

见的要求运送，不得通过电子邮件等网络传输形式发送。运用互联网计算机化考试除外。

第四十条 试卷保密室每次使用前，同级保密工作部门必须对保密室的安全保密情况进行检查。考试实施过程中，试卷保密室可以同时作为答卷保管室使用。

第四十一条 考区、考点应有试卷保管人员，负责试卷的接收、保管和发放工作。试卷接收和发放应履行交接手续，当面清点试卷袋数量，核对考试类别、单元、启用时间，检查试卷袋密封情况，填写接收和发放记录。

第四十二条 考区、考点试卷保管期间应当安排 2 名以上值班人员 24 小时值守，负责试卷保密室的安全保密工作，试卷在考点存放时间不得超过 48 小时。

第四十三条 开考前 2 小时，由考点负责人和试卷保管人员共同从试卷保密室领取试卷运送至考场，2 名以上监考员共同领取试卷并签字。考试地点区域内设置试卷保管室，仅供临时存放试卷、答卷之用。试卷保管室必须配备 2 名以上人员值守。

第四十四条 考试结束后，考点工作人员必须在规定时间内对试卷清点无误后，在考区巡考员监督下全部销毁，并做好记录。

第四十五条 国家医学统一考试启用后的试题，未经国家医学统一考试机构许可不得公开发表、出版发行。

第八章　备用试卷管理

第四十六条 备用试卷到达考区、考点后，在保密工作部门或派驻的巡视组的监督下，清点确认无误后，将所有备用试卷集中单独存放在保密室专门的保密柜里，保密柜贴封条（注明时间），保密柜钥匙或密码分别由 2 人保管。

第四十七条 考区向考点发放备用试卷，考区、考点相关责任人员应当在现场监督。

第四十八条 每单元考前 2 小时，考区巡视组负责人确认存放备用试卷保密柜封条密封完好后，由考点相关负责人员取出所要考试单元的备用试卷，然后再次密封保密柜（注明时间）。备用试卷运抵考场试卷保密室后，应配备 2 名以上人员值守。

第四十九条 备用卷启用管理。考场监考员启用试卷袋后，一旦发现试卷分数不足或印刷、装订有误，需要启用备用卷时，应立即报告考点主考，考点主考核实并在考场记录上签字，报请考区办公室主任核准同意后，方可在考点主考的监督下启用相应类别和单元的备用试卷，同时填写《备用试卷启用说明》。考区向国家医学统一考试机构电话报告情况。有关备用卷启用手续应当尽快完成，避免影响考生正常考试。

备用试卷启封后的管理。启封后剩余的备用试卷和替换回的问题试卷，均应当在考点主考的监督下回封至已启用的备用试卷袋内，并将《备用试卷启用说明》加贴在该备用试卷袋背面。

考区向考点派出的巡视组要对备用卷启用和管理情况进行监督。

第五十条 单元考试结束后，考点主考对于已启封和未启封的备用试卷袋，核查清点确定无误后，与答卷一同送回考点保密室存放。

第五十一条 考试结束后，考点应当将所有已启封和未启封的备用试卷和备用答卷，经清点无误后，连同答卷一并送达考区，由考区押送或机要邮寄至国家医学统一考试机构。

第九章　答卷接受、评卷管理

第五十二条　国家医学统一考试机构负责答卷的接收、保管和评卷工作。

第五十三条　答卷接收应当履行交接手续，当面清点答卷卡袋数量，核对无误后填写交接记录。

第五十四条　阅卷人员应当符合以下条件：

（一）遵守国家和本实施意见的保密规定。

（二）身体健康，胜任工作。

（三）无直系亲属、利害关系人参加当次考试。

第五十五条　阅卷期间，未评阅答卷的保密室必须全天24小时保持2名以上人员在场。

第五十六条　阅卷人员凭证进入阅卷场所，非阅卷人员严禁进入。确因工作需要进入阅卷场所的，必须经批准并履行登记手续。

第五十七条　阅卷人员严禁更改考生成绩，严禁在成绩公布前透露考生成绩。

第五十八条　使用计算机辅助阅卷的，阅卷所用计算机服务器启用密码应当多段设置。

第五十九条　答卷的保管期限为公布考试成绩之日起至少一年。销毁必须到保密管理部门指定的涉密载体销毁机构进行。

第十章　法律责任

第六十条　涉密人员不执行或违反保密规定的，应当依照有关法律法规，依法进行处理。

故意或过失造成国家秘密泄露的，应当由相关部门根据情节和后果，给予行政处分直至依法追究刑事责任。

未经许可擅自将国家医学考试试题公开发表、出版发行的，应当依法追究当事人的相关法律责任。

第十一章　附　　则

第六十一条　本实施意见由卫生部负责解释。

第六十二条　本实施意见自发布之日起施行。

附录二

常用医学规范名词对照表

规范化词	非规范化词
A	
阿司匹林	阿斯匹林
艾迪生病	阿狄森病
艾滋病	爱滋病
奥迪括约肌	俄狄括约肌
阿尔茨海默病	老年前期痴呆
B	
巴宾斯基征	巴彬斯基征
布鲁津斯基征	布鲁金斯基征
白细胞	白血球
鼻窦	鼻旁窦、副鼻窦
鼻出血	鼻衄
鼻中隔偏曲	鼻中隔弯曲
壁腹膜	壁层腹膜
班氏液	斑氏液
板蓝根	板兰根
便溏	便塘
表情呆滞	表情呆痴
憋闷	鳖闷
暴发流行	爆发流行
闭合引流	闭合性引流
白及	白芨

续表

规范化词	非规范化词
并发症	并发病
半坐卧式	半坐式、半卧式
暴露	显露
扁桃体	扁桃腺
瘢痕	疤痕
变态反应	过敏反应
C	
侧支循环	侧枝循环
肠石	粪石
垂体	脑垂体
磁共振	核磁共振
创伤	外伤
肠输入（出）襻	输入（出）肠襻
查科三联征	夏科三联征
D	
低氧血症	低血氧症
第三磨牙	迟牙、智牙
癫痫	癫痌
胆总管	总胆管
胆固醇	胆甾醇
单核－吞噬细胞系统	网状内皮系统
胆碱酯酶	胆碱脂酶
胆脂瘤	胆酯瘤
蛋白	旦白
大脑皮质	大脑皮层
多根多处	多处多根肋
胆汁反流	胆汁返流
断端	截端、切端
低热	低烧

续表

规范化词	非规范化词
E	
耳廓	耳郭
二尖瓣关闭不全	二尖瓣闭锁不全
腭裂	颚裂
恶性变	恶变
恶病质	恶液质
腭垂	悬雍垂
F	
法洛四联症	法乐四联症
樊尚咽峡炎	奋森咽峡炎
发绀	紫绀
反胃	返胃
分枝杆菌	分支杆菌
分泌性中耳炎	渗出性中耳炎
肺源性	肺原性
翻译（遗传）	转译
肺梗死	肺梗塞
放射性核素	同位素
分裂象	分裂相
烦躁	烦燥
纺锤体	纺缍体
分歧	分岐
茯苓	伏苓
辐射	幅射
附睾	副睾
副神经	付神经
腹腔	肤腔
覆盖	复盖
副作用	付作用
腹腔积血	血腹

续表

规范化词	非规范化词
负（正）氮平衡	氮负（正）平衡
腹泻	腹泄
肺梗死	肺梗塞
G	
戈谢病	高雪病
功能	机能
高脂血症	高血脂症
弓形虫病	弓形体病
肝（脾）大	肝（脾）肿大
肝硬化	肝硬变
固醇	甾醇
干燥	干躁
甘油酯	甘油脂
膈肌	隔肌
革兰	革蓝
过滤	过泸
骨膜	骨衣
肝性昏迷	肝昏迷
肛提肌	提肛肌
更换敷料	交换敷料、交换绷带
龟板	龟版
骨不连接	骨不连合
咯血	咳血
辊轴刀	滚轴刀
高血压心脏病	高血压性心脏病
H	
霍奇金病	何杰金病
哈钦森	郝秦生
红细胞	红血球
花粉症	枯草热

续表

规范化词	非规范化词
核糖体	核蛋白体
海绵窦	海棉窦
黄疸	黄胆
活性炭	活性碳
活血化瘀	活血化淤
J	
机制	机理
睑腺炎	麦粒肿
睑板腺囊肿	霰粒肿
晶状体	晶体
集合	辐辏
禁忌证	禁忌症
胶原纤维	胶元纤维
棘球蚴病	包虫病
甲状腺功能亢进	甲状腺机能亢进
结缔组织疾病	胶原疾病
局限性肠炎	节段性肠炎
假膜	伪膜
吉姆萨染色	姬姆萨染色
急躁	急燥
脊椎	脊锥
交叉	交岔
节段	节断
痉挛	痉孪
检眼镜	眼底镜
静脉高价营养	静脉高营养
截肢平面	截肢水平
交叉配血	交叉合血
碱中毒	碱血毒
截骨术	骨切开术、切骨术
甲状旁腺	副甲状腺

续表

规范化词	非规范化词
K	
库普弗细胞	枯否细胞
库欣综合征	柯兴综合征
克罗恩病	克隆病
凯尔尼格征	克尼格征
咳痰	咯痰
抗生素	抗菌素
抗感染治疗	抗炎治疗
抗结核	抗痨
可的松	考的松
开放引流	开放性引流
空腔脏器	有腔脏器
L	
朗格汉斯细胞	朗罕细胞
冷冻切片	冰冻切片
啰音	罗音
磷脂酰胆碱	卵磷脂
淋巴母细胞	原淋巴细胞
阑尾	兰尾
腊肠样	蜡肠样
蜡黄	腊黄
蓝色	兰色
联合	联和
孪生	挛生
肋膈角	肋膈窦
淋巴转移	淋巴性转移、淋巴道转移
尿毒症	尿中毒
淋巴结	淋巴腺

续表

规范化词	非规范化词
M	
马方综合征	马凡综合征
梅克尔憩室	美克尔憩室
梅尼埃病	美尼尔病
弥散性血管内凝血	弥漫性血管内凝血
麻风	麻疯
脉搏	脉博
蔓延	漫延
弥漫	弥蔓
糜蛋白	靡蛋白
棉签	棉扦
面黄肌瘦	面黄饥瘦
末梢	末稍
拇长屈肌（余类推）	拇屈长肌、屈拇长肌
慢性阻塞性肺疾病	慢阻肺
N	
脑出血	脑溢血
脑卒中	中风
脑梗死	脑梗塞
脑桥	桥脑
内镜	内窥镜
泥沙	泥砂
黏膜	粘膜
纳洛酮	纳络酮
脑神经	颅神经
P	
帕金森病	震颤麻痹
葡萄膜	色素膜
普肯耶细胞	蒲肯野细胞

续表

规范化词	非规范化词
片段	片断
培植	培殖
膨胀	膨涨
剖宫产	剖腹产
Q	
清蛋白	白蛋白
期前收缩	过早搏动、早搏
前磨牙	双尖牙
穹隆	穹窿
前驱	前躯
青霉素	青梅素
清创术（手术）	扩创术（手术）
S	
施万细胞	许旺细胞、雪旺细胞
适应证	适应症
视乳头	视盘
松果体	松果腺
肾衰竭	肾功能衰竭
食管	食道
失声	失音
失用性	废用性
石棉沉着病	石棉肺
嗜酸性粒细胞	嗜酸性白细胞
嗜碱性粒细胞	嗜碱性白细胞
中性粒细胞	嗜中性白细胞
视杆细胞	杆体
视锥细胞	锥体
煞白	霎白
呻吟	呻呤
石蜡	石腊

续表

规范化词	非规范化词
树脂	树酯
松弛	松驰
实验室检查	化验检查、临床检查、辅助检查、特殊检查
肾上腺素受体	肾上腺素能受体
神经递质	神经介质
烧伤Ⅰ度、Ⅱ度	烧伤一度、二度、Ⅰ°、Ⅱ°
烧伤	灼伤、烧灼伤
(氢溴酸)山莨菪碱	654-2
石膏带	石膏条
三尖瓣返流	三尖瓣反流
实质脏器	实质器官
术前、术中、术后	手术前、手术中、手术后
水肿	浮肿
酸中毒	酸血症
伤口	创口
三酰甘油	甘油三酯
示指	食指
十二指肠壶腹	十二指肠球
神经垂体	垂体后叶
T	
同工酶	同功酶
糖原	糖元
突发性聋	暴聋
糖皮质激素	糖皮质类固醇
炭化	碳化
套叠	套迭
T 1/2	半衰期
体层摄片	分层摄片
胎盘梗死	胎盘梗塞
突发性聋	暴聋

续表

规范化词	非规范化词
W	
维生素 B_2	核黄素
维生素 C 缺乏症	坏血病
促胃液素	胃泌素
畏食	厌食
畏光	羞明
萎靡	萎糜
舞蹈病	午蹈病
围生期	围产期
围生医学	围产医学
X	
下丘脑	丘脑下部
心肌梗死	心肌梗塞
心脏冲动	心脏博动
心脏压塞	心脏填塞
心脏停搏	心脏停止
心前区导联	心前导联
心排出量	心输出量
心源性	心原性
血红蛋白	血色素
血流动力学	血液动力学
血细胞比容	红细胞压积
血液循环	血循
囟门	囱门
悬雍垂	悬壅垂
血象	血相
先天梅毒	先天性梅毒
胸腔积液	胸水
心脏按压	心脏挤压
橡胶管	橡皮管

续表

规范化词	非规范化词
血道转移	血行性转移、血路转移、血液转移
心搏骤停	心跳骤停
细胞质、胞浆	细胞浆
腺垂体	垂体前叶
Y	
医源性	医原性
药源性	药原性
癔症	癔病
原发性高血压	高血压病
盐皮质激素	盐皮质类固醇
阳痿	阳萎
贻误	殆误
荧光	萤光
晕动病	晕动症
眼压	眼内压
亚甲蓝	亚甲兰
隐血	潜血、匿血
意识	神志
淤血	郁血
移位	错位
异位妊娠	宫外孕
瘀斑	淤斑
Z	
真菌	霉菌
综合征	综合症、症候群
噪声	噪音
自主神经	植物神经
子痫	子痼
坐骨肛门窝	坐骨直肠窝

续表

规范化词	非规范化词
脏腹膜	脏层腹膜
周期性瘫痪	周期性麻痹
增生性玻璃体视网膜病变	增殖性玻璃体视网膜病变
折叠	折迭
针灸	针炙
振水音	震水音
振幅	震幅
症候	症侯
主观臆断	主观忌断
锥体外系	椎体外系
紫癜	紫瘢
指腹	指肚
纵隔	纵膈
奏效	凑效
坐标	座标
肿瘤、肿块	瘤肿、瘤块
珠蛋白生成障碍性贫血	地中海贫血

附录三

常用医学缩写字母对照表

$^{125}I \sim T_3RUR$	$^{125}I - T_3$ 摄取试验
17 – KS	尿 17 酮皮质激素
17 – OHCS，17 – OH	尿 17 羟皮质激素
5 – FU	5 – 氟尿嘧啶
5 – HT	5 – 羟色胺

A

A	血清清蛋白
AAC	腹主动脉狭窄
ACA	大脑前动脉
ACEI	血管紧张素转换抑制剂
ACP	酸性磷酸酶
ACTH	促肾上腺皮质激素
AD	阿尔茨海默病
Ad	肾上腺素
AFP	血清甲胎蛋白
AHF	抗血友病因子
AIH	自身免疫性肝炎
AKP	碱性磷酸酶
Ald	血醛固酮
ALL	急性淋巴细胞性白血病
ALS	肌萎缩性侧索硬化症
ALT	丙氨酸氨基转移酶

AMA	抗线粒体抗体
AMD	老年性黄斑变性
AMI	急性心梗
AML	急性粒细胞白血病
AMS	血清淀粉酶
ANA	抗核抗体
ANCA	抗中性粒细胞胞浆抗体
AOM	急性中耳炎
APL	急性早幼粒细胞白血病
APS	血清脂肪酶
ARDS	急性呼吸窘迫综合征
ASCT	自体干细胞移植
ASO	抗链球菌溶血素“O”
AST	天门冬氨酸氨基转移酶
AVM	动－静脉畸形

B

BB	波球湿度
BCG	卡介苗
BE	碱剩余
BHR	气道高反应性
BMD	骨矿物质密度
BMR	基础代谢率
BP	血压/苯并（a）芘
BR	胆红素
BUN	尿素氮

C

CA	尿儿茶酚胺
Ca	癌
CAD	冠心病
Cal	卡
CaO_2	动脉血氧含量

C_{Cr}	内生肌酐清除率
CDU	彩色多普勒超声
CEA	癌胚抗原
CHB	慢性乙型肝炎
CHC	慢性丙型肝炎
CHD	先天性心脏病
CK	肌酸激酶
CK ~ MB	肌酸激酶异型
CLL	慢性淋巴细胞白血病
CMP	心肌病
CNS	中枢神经系统
CO_2 – CP	二氧化碳结合力
COHb	一氧化碳血红蛋白
COPD	慢性阻塞性肺疾病
CPB	体外循环
CPN	腹腔神经松解术
Cr	肌酐
CRC	结直肠癌
CRP	C 反应蛋白
CSA	囊虫抗体
CSF	脑脊液
CT	血降钙素
CVD	心血管病
CVH	慢性病毒性肝炎

D

DBil	直接胆红素
DIC	弥漫性血管内凝血
dl	分升
DM	糖尿病
DU	十二指肠溃疡

E

ECG/EKG	心电图

ECHO	超声
EDD/EDC	预产期
EMG	肌电图
ESR	血细胞沉降率

F

F. B. S	空腹血糖
FDP	纤维蛋白原降解产物
FEV1	第一秒用力呼气容积
FFA	游离脂肪酸
EPO	促红细胞生成素
FRC	功能残气量
FT3	血游离三碘甲状腺原氨酸
FT4	血游离甲状腺激素
FUO	不明原因发热
FVC	用力肺活量
FX	骨折

G

G	血清球蛋白
GFR	肾小球滤过率
GH	血生长激素
GHb	糖化血红蛋白
GU	胃溃疡

H

HAVAg	甲型肝炎病毒抗原
Hb	血红蛋白
HbA1c	血红蛋白 A1c
HBcAg	乙型肝炎病毒核心抗原
HBeAb	乙型肝炎病毒 e 抗体
HBeAg	乙型肝炎病毒 e 抗原
HBsAb	乙型肝炎病毒表面抗体
HBsAg	乙型肝炎病毒表面抗原

HBV	乙型肝炎病毒
HBV - DNA	乙型肝炎病毒 DNA
HCG	人绒毛膜促性腺激素
HCV	丙型肝炎病毒
HCV - RNA	丙型肝炎病毒 RNA
HDL	高密度脂蛋白
HDN	新生儿溶血病
HE	苏木精伊红（染色剂）
Heinz	变性珠蛋白
HGG	人丙种球蛋白
HIV	人获得性免疫缺陷病毒
HLP	高脂蛋白血症
HP	高倍视野
Hp	幽门螺旋杆菌
HPA	下丘脑 - 垂体 - 肾上腺轴
HPV	人类乳头瘤病毒
HR	心率
HsI	热负荷指数
Hypo	皮下注射

I

I/O	进出量
IABP	主动脉内囊反搏
IBD	炎性肠病
IBS	肠易激综合征
ICE	心腔内超声心动图
ICH	颅内出血
ICP	颅内压
ICU	重症监护病房
IDDM	胰岛素依赖型糖尿病
IFN	干扰素
IgM	免疫球蛋白 M
INH	异烟肼
Inj	注射

IPF	特发性肺纤维化
ISG	免疫血清球蛋白
ITP	特发性血小板减少性紫癜
ITP	三磷酸肌苷
IU	国际单位
IVUS	血管内超声

K

K. U. B	肾、输尿管和膀胱

L

LASCCC	晚期宫颈鳞癌
LBBB	左束支传导阻滞
LC	腹腔镜胆囊切除术
LDH	乳酸脱氢酶
LDL	低密度脂蛋白
LE	红斑狼疮
LH	黄体生成素
LMWH	低分子肝素
LN	狼疮肾炎
LPS	(内毒素衍生物) 脂多糖
LVRS	肺减容术

M

MABP	平均动脉压
MCD	平均红细胞直径
MCH	平均红细胞血红蛋白量
MCHC	平均红细胞血红蛋白浓度
MCV	平均红细胞容积
MDS	骨髓异常增生综合征
MEFV	最大呼气流量
MetHb	高铁血红蛋白
MI	二尖瓣关闭不全
MMEF	最大呼气中期流量

MPV	血小板平均容积
MRI	磁共振成像
MS	二尖瓣狭窄
MS	多发性硬化症
MSA	多系统萎缩
MSH	促黑素细胞激素
MVV	最大通气量

N

NDI	肾源性尿崩症
NE	去甲肾上腺炎
neg	阴性的
NET	神经内分泌肿瘤
NPC	鼻咽癌
NPN	非蛋白氮
NPO	禁食
NREM	非快眼动（睡眠）
NS	肾变综合征
NSAID	非皮质类固醇类抗炎药

O

OA	骨性关节炎
OGTT	口服葡萄糖耐量试验
OLB	开胸肺活检
OTC	非处方（药）

P

P	脉搏
$PaCO_2$	动脉血二氧化碳分压
PAF	血小板活化因子
PAM	解磷定（有机磷解毒药）
PAM	原发性阿米巴脑膜脑炎
PAM	肺泡巨噬细胞

PaO_2	动脉血氧分压
PAP	肺动脉压
PCOs	多囊卵巢综合征
PCP	卡氏肺囊虫肺炎
PE	体格检查
PEEP	呼气末正压
PEFR	呼气峰流速
PER	蛋白功效比值
PG	前列腺素
pH	酸碱度
PLT	血小板
PN	胃肠外营养
PPI	质子泵抑制剂
PSP	原发性自发性气胸
PT	凝血酶原时间
PTH	血甲状旁腺激素
PTT	部分凝血活酶时间
PTU	丙基硫氧嘧啶
PV	真性红细胞增多症

Q

qd	每日一次
qid	每日四次

R

RA	类风湿关节炎
RAS	肾素－血管紧张素系统
RBC	红细胞
REM	快眼动（睡眠）
RF	类风湿因子
RF	风湿热
RHD	风心病
RI	常规胰岛素
RMP	利福平

RPGN	急进性肾小球肾炎
RT	放射治疗
rT3	血清反 T3
RV	残气容积

S

SAH	蛛膜下腔出血
SaO_2	动脉血氧饱和度
SAS	睡眠呼吸暂停综合征
SBE	亚急性细菌性心内膜炎
Seq	后遗症
SK	链激酶
SLE	系统性红斑狼疮
SM	收缩期杂音
SM	链霉素
SMD	磺胺甲氧嘧啶
SR	窦性节律
SS	干燥综合征
SSS	病态窦房结综合征

T

$T\sim CO_2$	动脉血浆二氧化碳含量
T3	血三碘甲状腺原氨酸
T4	血四碘甲状腺原氨酸
TAT	破伤风抗毒素
TB	结核病
TB－Ab	结核分枝杆菌抗体
TBG	血清甲状腺结合球蛋白
TBil	血清总胆红素
TC	潮气量
TC	总胆固醇
TCL	T 细胞淋巴瘤
TCP	血小板减少症

TG	血清甘油三酯
TNF	肿瘤坏死因子
TP	血清总蛋白
TSH	血促甲状腺激素
TT	凝血酶时间
TT3	总血三碘甲状腺原氨酸
TT4	总血四碘甲状腺原氨酸
TTP	血栓性血小板减少性紫癜
TV	潮气容积

V

V	单极胸前导联
VA	肺泡通气量
VC	肺活量
VE	静息通气量
Vit	维生素
VLDL	极低密度脂蛋白
VSD	室缺
VZV	水痘－带状疱疹病毒

W

WBC	白细胞

其他

抗 dsDNA	抗双链脱氧核糖核酸抗体
抗 HBc	乙型肝炎病毒核心抗体

附录四

法定计量单位与应用说明

（一）国际单位制单位

表 1　国际单位制基本单位

量的名称	单位名称	单位符号
长度	米	M
质量	千克（公斤）	kg
时间	秒	s
电流	安（安培）	A
热力学温度	开（开尔文）	K
物质的量	摩（摩尔）	mol
发光强度	坎（坎德拉）	cd

表 2　国际单位制辅助单位

量的名称	单位名称	单位符号
平面角	弧度	rad
立体角	球面度	sr

表 3 国际单位制中具有专门名称的导出单位

量的名称	单位名称	单位符号	其他表示示例
频率	赫（赫兹）	Hz	s^{-1}
力；重力	牛（牛顿）	N	$kg \cdot m/s^2$
压力，压强；应力	帕（帕斯卡）	Pa	N/m^2
能量；功；热	焦（焦耳）	J	$N \cdot m$
功率；辐射通量	瓦（瓦特）	W	J/s
电荷量	库（库仑）	C	$A \cdot s$
电位；电压；电动势	伏（伏特）	V	W/A
电容	法（法拉）	F	C/V
电阻	欧（欧姆）	Ω	V/A
电导	西（西门子）	S	A/V
磁通量	韦（韦伯）	Wb	$V \cdot s$
磁通量密度，磁感应强度	特（特斯拉）	T	Wb/m^2
电感	亨（亨利）	H	Wb/A
摄氏温度	摄氏度	℃	
光通量	流（流明）	lm	$cd \cdot sr$
光照度	勒（勒克斯）	lx	lm/m^2
放射性活度	贝可（贝可勒尔）	Bq	s^{-1}
吸收剂量	戈（戈瑞）	Gy	J/kg
剂量当量	希（希沃特）	Sy	J/kg

表 4　用于构成十进倍数和分数单位的词头（SI 词头）

因数	词头名称	符号
10^{24}	yotta	Y
10^{21}	zetta	Z
10^{18}	exa	E
10^{15}	peta	P
10^{12}	tera	T
10^{9}	giga	G
10^{6}	mega	M
10^{3}	kilo	k
10^{2}	hecto	h
10^{1}	deca	da
10^{-1}	deci	d
10^{-2}	centi	c
10^{-3}	milli	m
10^{-6}	micro	μ
10^{-9}	nano	n
10^{-12}	pico	p
10^{-15}	femto	f
10^{-18}	atto	a
10^{-21}	zepto	z
10^{-24}	yocto	y

（二）医学常用计量单位及要求

1. 命题中要求统一使用法定计量单位符号，不用中文单位名称，中文单位名称只用于叙述性文字中。常用计量单位：

时间用“d、h、min、s”

长度用“m、cm、mm、μm、nm”

重量用“kg、g、mg、μg、ng”

物质的量浓度用“mol/L……”

物质的量用“mol、mmol……”

旋转速度用“r/min”

温度用“℃”

热量用“kJ、J……”

2. 注意常见的不规范用法

规范化	非规范化
37℃ ±3℃、(37 ±3)℃	37 ±3℃
mg/（kg·d）	mg/kg/d
ml/h	ml/小时
45% ~55%	45 ~55%
3mm ×4mm	3 ×4mm²
6mm ×5mm ×4mm	6 ×5 ×4mm
1 万 ~2 万	1 ~2 万
mol/L	N（当量）
10μm	10μ
3 ~5	3 –5

3. 命题中要求不再使用非法定计量单位，例如英尺、英寸、码、磅、里、丈等。如果出现应换算成法定计量单位。

4. 统计学符号的使用（统一用斜体）

名称	规范化	非规范化
平均数	$\bar{x}$	$\bar{X}$
标准差	s	SD
标准误差	$S_{\bar{x}}$	SE
t 检验	t	
F 检验	F	
卡方检验	χ^2	
相关系数	r	
自由度	ν	
样本数	n	
概率	P	

（三）常用医学计量单位换算

1. 压力 mmHg 到 kPa（适用于血压、氧分压、二氧化碳分压等）

换算关系：（mmHg） ×0. 133322 = （kPa）

2. 压力 cmH_2O 到 Pa

换算关系：（cmH_2O） ×98. 07 = （Pa）

3. 温度℉到℃

换算关系：（℉ −32） ×0. 5556 = （℃）

4. 葡萄糖（全血、脑脊液）mg/dl（mg%、mg/100ml）到 mmol/L

换算关系：（mg/dl） ×0. 0555 = （mmol/L）

5. 尿素（全血）mg/dl（mg%、mg/100ml）到 mmol/L

换算关系：（mg/dl） ×0. 1665 = （mmol/L）

6. 尿素（尿）g/24h 到 mmol/24h

换算关系：（g/24h） ×16.651 = （mmol/ 24h）

7. 尿素氮（全血）mg/dl（mg% 、mg/100ml）到 mmol/L

换算关系：（mg/dl） ×0.357 = （mmol/L）

8. 肌酐（全血）mg/dl（mg% 、mg/100ml）到 μmol/L

换算关系：（mg/dl） ×88.402 = （μmol/L）

9. 肌酐（尿） mg/24h 到 mmol/ 24h

换算关系：（mg/24h） ×0.00884 = （mmol/ 24h）

10. 非蛋白氮（全血）mg/dl 到 mmol/L

换算关系：（mg/dl） ×0.7139 = （mmol/L）

11. 氨（全血） μg/dl 到 μmol/L

换算关系：（μg /dl） ×0.5872 = （μmol/L）

12. 二氧化碳结合力（血浆） Vol% 到 mmol/L

换算关系：（Vol%） ×0.449 = （mmol/L）

13. 钠（血清） mg/dl（mg% 、mg/100ml）到 mmol/L

换算关系：（mg/dl） ×0.435 = （mmol/L）

14. 钾（血清） mg/dl（mg% 、mg/100ml）到 mmol/L

换算关系：（mg/dl） ×0.2558 = （mmol/L）

15. 钙（血清）mg/dl（mg% 、mg/100ml）到 mmol/L

换算关系：（mg/dl） ×0.2495 = （mmol/L）

16. 氯化物（血清、脑脊液） mg/dl（mg% 、mg/100ml）到 mmol/L

换算关系：（mg/dl） ×0.2821 = （mmol/L）

17. 胆红素（血清） mg/dl（mg% 、mg/100ml）到 μmol/L

换算关系：（mg/dl） ×17.10 = （μmol/L）

18. 胆固醇（血清） mg/dl（mg% 、mg/100ml）到 mmol/L

换算关系：（mg/dl） ×0.0259 = （mmol/L）

19. 三酰甘油（血清）mg/dl（mg%、mg/100ml）到 mmol/L

换算关系：（mg/dl）×0.0113 =（mmol/L）

20. 无机磷（血清）mg/dl 到 mmol/L

换算关系：（mg/dl）×0.3229 =（mmol/L）

21. 碘（血清）μg/dl 到 nmol/L

换算关系：（μg /dl）×78.8 =（nmol/L）

22. 粪卟啉（尿）μg/L 到 nmol/L

换算关系：（μg /L）×1.527 =（nmol/L）

23. 尿胆原（尿）mg/24h 到 μmol/ 24h

换算关系：（mg/24h）×1.687 =（μmol/ 24h）

24. δ 氨基酮戊酸（尿）mg/L 到 μmol/L

换算关系：（mg/L）×7.626 =（μmol/L）

25. 照射量 R（伦琴）到 mC/kg（毫库/千克）

换算关系：（R）×0.258 =（mC/kg）

26. 酶活力 IU（国际单位）到 nmol/L

换算关系：（IU）×16.67 =（nmol/L）

27. 热量 kcal 到 kJ

换算关系：（kcal）×4.1840 =（kJ）

28. 吸收剂量 rad（拉德）到 Gy（戈瑞）

换算关系：（rad）×0.01 =（Gy）

29. 体积 L 到 dm^3，m^3

换算关系：$1L = 1dm^3 = 10^{-3}m^3$

30. 能 eV（电子伏）到 J

换算关系：$1eV \approx 1.6021892 \times 10^{-19}$ J

31. 线密度 tex（特克斯）到 g/km

换算关系：1 tex = 1g/km

（四）医学临床检验参考值

1. 血液检查

血红蛋白(Hb)　男性 120～160g/L

女性 110～150g/L

新生儿 170～200g/L

红细胞(RBC)　男性(4.0～5.5)×10^{12}/L

女性(3.5～5.0)×10^{12}/L

新生儿(6.0～7.0)×10^{12}/L

白细胞(WBC)　成人(4.0～10.0)×10^{9}/L

新生儿(15.0～20.0)×10^{9}/L

6 个月至 2 岁(11.0～12.0)×10^{9}/L

白细胞分类计数

百分率　中性杆状核粒细胞 0.01～0.05(1%～5%)

中性分叶核粒细胞 0.50～0.70(50%～70%)

嗜酸粒细胞 0.005～0.05(0.5%～5%)

嗜碱粒细胞 0～0.01(0%～1%)

淋巴细胞 0.20～0.40(20%～40%)

单核细胞 0.03～0.08(3%～8%)

绝对值　中性杆状核粒细胞(0.04～0.5)×10^{9}/L

中性分叶核粒细胞(2.0～7.0)×10^{9}/L

嗜酸粒细胞(0.02～0.5)×10^{9}/L

嗜碱粒细胞(0～0.1)×10^{9}/L

淋巴细胞(0.8～4.0)×10^{9}/L

单核细胞(0.12～0.8)×10^{9}/L

点彩红细胞　百分率<0.0001(0.01%)

绝对值<300/10^{6} 红细胞

嗜多色性红细胞 <0.01(1%)

网织红细胞(Rtc)成人　百分数0.005～0.015(5%～1.5%)

绝对值(24～84)×10^9/L

新生儿 百分数0.02～0.06(2%～6%)

网织红细胞生成指数(RPI)　2

红细胞沉降率(ESR) Westergren法　男性0～15mm/L小时末

女性0～20mm/L小时末

血细胞比容(Hct)　微量法　男性0.467±0.039L/L

女性0.421±0.054L/L

温氏法　男性0.40～0.50L/L(40～50容积%),平均0.45L/L

女性0.37～0.48L/L(37～48容积%),平均0.40L/L

平均红细胞容积(MCV)　手工法　82～92fl

血细胞分析仪法　80～100fl

平均红细胞血红蛋白(MCH)　手工法　27～31pg

血细胞分析仪法　27～34pg

平均红细胞血红蛋白浓度(MCHC)

320～360g/L(32%～36%)

红细胞内游离原卟啉(FEP)荧光光度法 <2.34μmol/L

血浆游离血红蛋白 <0.05g/L(1～5mg/dl)

自身溶血试验　溶血度 <3.5%

抗人球蛋白试验(Coombs试验)　直接与间接均为阴性

硫化血红蛋白定性试验　阴性

一氧化碳血红蛋白(COHb) 定性　阴性

定量　不吸烟者 <0.02

吸烟者 <0.1

红细胞镰变实验　　阴性

出血时间(BT)　　Duke 法　1～3min,超过 4min 为异常

Ivy 法　2～6min,超过 7min 为异常

血小板计数(PLT)　$(100 \sim 300) \times 10^9/L$

血小板平均容积(MPV)　7～11fl

血小板分布宽度(PDW)　15%～17%

血小板黏附实验(PAdT)　血小板黏附率 62.5%±8.61%(45.34%～79.78%)

凝血时间(CT)　普通试管法　6～12min

硅管法　15～32min

活化部分凝血时间(APTT)　32～43s(超过对照值 10s 为延长)

血浆凝血酶原时间(PT)　11～13s(超过对照值 3s 为延长)

凝血酶原比值(受检血浆 PT/正常血浆 PT)　1.0±0.05

血浆纤维蛋白原(Fg)　2～4g/L

血浆肝素定量　0.005～0.01U/ml

血浆凝血酶原时间(TT)16～18s(超过对照值 3s 为延长)

血浆纤溶酶－抗纤溶酶复合物(PAP 或 PIC)<0.8mg/L

血浆 D－二聚体(DD)　胶乳凝集法　阴性

ELISA 法　<200μg/L

红细胞电泳时间　　自身血浆电泳时间　16.5±0.85s

血清总蛋白(TP)60～80g/L

双缩脲法	新生儿	46～70g/L
	7 月～1 周岁	51～73g/L
	1～2 周岁	56～75g/L
	>3 周岁	62～76g/L

血清清蛋白(A)40～55g/L

溴甲酚绿法	新生儿	28～44g/L

<14 岁　　38 ~54g/L

>60 岁　　34 ~48g/L

血清球蛋白(G)20 ~30g/L

清蛋白/球蛋白比例(A/G)　1.5:1 ~2.5:1

血清前清蛋白　1 岁　100mg/L

1 ~3 岁　168 ~281mg/L

成人　280 ~360mg/L

血糖(空腹)　全血(Folin ~吴法)4.4 ~6.7mmol/L(80 ~120mg/dl)

血清或血浆(邻甲苯胺法)3.9 ~6.4mmol/L(70 ~110mg/dl)

口服葡萄糖耐量试验(OGTT)

空腹血糖　<6.72mmol/L

服糖后 0.5 ~1 小时　升至高峰 7.84 ~8.96mmol/L

服糖后 2 小时　血糖恢复至空腹水平

尿糖均阴性

血清胰岛素(空腹)　10 ~20 mU/L(10 ~20 μU/ml)

血清胰岛素 C 肽(空腹)　265 ~1324pmol/L

糖化血红蛋白(GHb)(按 GHb 占血红蛋白的百分比计算)

电泳法　5.6% ~7.5%

微柱法　4.1% ~6.8%

比色法　1.41 ±0.11nmol/mg Hb

血清总脂　成人　4 ~7g/L

儿童　3 ~6g/L

血清游离脂肪酸　0.2 ~0.6mmol/L

血清总胆固醇　成人 2.86 ~5.98mmol/L

儿童 3.12 ~5.2mmol/L

血清游离胆固醇 1.3~2.08mmol/L

胆固醇酯 2.34~3.38mmol/L

血清三酰甘油(TG) 0.56~1.7mmol/L

胆固醇酯/游离胆固醇比值 3:1

血清磷脂 1.4~2.7mmol/L

高密度脂蛋白(HDL) 0.30~0.40

低密度脂蛋白(LDL) 0.50~0.60

极低密度脂蛋白(VLDL) 0.13~0.25

高密度脂蛋白胆固醇(HDL-C) 沉淀法 0.94~2.0mmol/L(老年人偏高)

低密度脂蛋白胆固醇(LDL-C) 沉淀法 2.07~3.12mmol/L(老年人偏高)

α-脂蛋白 男性 517±106mg/L

女性 547±125mg/L

脂蛋白(a)ELISA 法 <300mg/L

血清钾 3.5~5.1mmol/L

血清钠 135~147mmol/L

血清氯(以氯化钠计) 95~105mmol/L

血清钙 总钙(比色法) 2.25~2.58mmol/L

离子钙(离子选择电极法) 1.10~1.34mmol/L

血清肌钙蛋白 T(cTnT) ELISA 法 0.02~0.13μg/L

血清甲胎蛋白(AFP) 定性 阴性

定量 成人 <25μg/L(25ng/ml)

小儿(3 周~6 月)<39μg/L(39ng/L)

血清总胆红素(STB) 成人 3.4~17.1μmol/L

新生儿 0~1 天 34~103μmol/L

1~2 天 103~171μmol/L

3～5 天　68～137μmol/L

结合胆红素　0～6.8μmol/L

非结合胆红素　1.7～10.2μmol/L

尿素氮　成人 3.2～7.1mmol/L

儿童 1.8～6.5 mmol/L

肌酐　全血 88.4～176μmol/L

血清或血浆　男性 53～106μmol/L

女性 44～97μmol/L

丙氨酸氨基转移酶(ALT)　连续监测法　10～40U/L

比色法　5～25U

天门冬酸氨基转移酶(AST)连续监测法　10～40U/L

比色法　8～28U

ALT/ AST 比值≤1

天门冬酸氨基转移酶同工酶 <5U

血清碱性磷酸酶(ALP)　连续监测法　成人 <40～110U/L

儿童 <250U/L

γ－谷氨酰转移酶(GGT 或 γ－GT)连续监测法　<50U/L

乳酸脱氢酶(LD 或 LDH)　连续监测法 104～245U/L

速率法 95～200U/L

血清淀粉酶(AMS) Somogyi 法　总活性 800～1800U/L

酶偶联法　20～115U/L

血清脂肪酶(APS) 比色法 0～79

浊度法 0～160

滴度法 <1500U/L

肿瘤坏死因子(TNF)　ELISA 法　4.3±2.8μg/L

干扰素(IFN)　ELISA 法　1～4kU/L

C－反应蛋白(CRP)　免疫比浊法　阴性

单向免疫扩散法 <8mg/L

抗核抗体(ANA) 免疫荧光法 阴性

血清滴度 >1:40 为阳性

类风湿因子(RF) ELISA 法 1~4kU/L

抗双链脱氧核糖核酸抗体(抗 ds-DNA) 阴性

抗可提取性核抗原(ENA)抗体谱

抗核糖核蛋白抗体(抗 RNP) 阴性

抗酸性核蛋白抗体(抗 Smith,Sm) 阴性

抗干燥综合征-A 抗体(抗 SS-A) 阴性

抗干燥综合征-B 抗体(抗 SS-B) 阴性

抗系统性硬化症抗体(抗 Scl-70) 阴性

抗线粒体抗体(AMA) 阴性

抗平滑肌抗体(ASMA) 阴性

抗甲状腺球蛋白抗体(抗 TG) 间接血凝法滴度≤1:32

ELISA 法,放射免疫分析法(RIA) 阴性

甲型肝炎病毒抗原(HAVAg) 阴性

乙型肝炎病毒表面抗原(HBsAg) 阴性

乙型肝炎病毒表面抗体(HBsAb) 阴性

乙型肝炎病毒 e 抗原(HBeAg) 阴性

乙型肝炎病毒 e 抗体(HBeAb) 阴性

乙型肝炎病毒核心抗原(HBcAg) 阴性

乙型肝炎病毒核心抗体(抗 HBc) 阴性

乙型肝炎病毒 DNA(HBV-DNA) 阴性

丙型肝炎病毒 RNA(HCV-RNA) 阴性

丙型肝炎病毒抗体 阴性

丁型肝炎病毒抗原 阴性

丁型肝炎病毒抗体　　阴性
丁型肝炎病毒 RNA（HDV－RNA）　　阴性
戊型肝炎病毒抗体　　阴性
庚型肝炎病毒抗体　　阴性
抗链球菌溶血素“O”（ASO）　　滴度低于 1∶400
伤寒沙门菌抗体 IgM 酶联免疫试验　阴性或滴度低于 1∶20
伤寒沙门菌可溶性抗原　　阴性
流行性脑脊髓膜炎免疫测定　　抗体，抗原测定均为阴性
结核分枝杆菌抗体（TB－Ab）　　阴性
结核分枝杆菌 DNA　　阴性
流行性乙型脑炎病毒抗体 IgM 和 IgG　　阴性
囊虫抗体（CSA）　ELISA 法　血清低于 1∶64，脑脊液低于 1∶8
间接血凝法　血清低于 1∶128，脑脊液低于 1∶8
人获得性免疫缺陷病毒抗体（抗 HIV）　　阴性
钩端螺旋体抗体　补体结合实验和 ELISA 法　阴性（滴度＜1∶10）
间接血凝试验　阴性（滴度＜1∶60）
凝集溶解实验　阴性（滴度＜1∶400）

骨髓检查

有核细胞计数（40～180）$\times 10^9$/L

增生程度　增生活跃（即成熟红细胞与有核细胞之比约为20∶1）

粒/红（G/E）（2.76±0.87）∶1

粒系细胞总数　约占 0.50～0.60（50%～60%）

红系细胞总数　约占 0.15～0.25（15%～25%）

巨核细胞 0～0.003（0%～0.3%）

网状细胞 0～0.01（0%～1%）

内皮细胞 0 ~ 0.004(0% ~ 0.4%)

组织嗜碱细胞 0 ~ 0.005(0% ~ 0.5%)

组织嗜酸细胞 0 ~ 0.002(0% ~ 0.2%)

吞噬细胞 0 ~ 0.004(0% ~ 0.4%)

脂肪细胞 0 ~ 0.001(0% ~ 0.1%)

分类不明细胞 0 ~ 0.001(0% ~ 0.1%)

过氧化物酶(POX)染色　粒系(除原粒)细胞 强阳性
　单核系细胞　弱阳性或阴性
　淋巴系细胞　阴性

苏丹黑 B(SB)染色　结果　与 POX 染色大致相同

中性粒细胞碱性磷酸酶(NAP)染色　阳性率 0.1 ~ 0.4(10% ~ 40%)
　积分值 40 ~ 80 分

尿液检查

尿量	1000 ~ 2000ml/24h	
酸碱反应	弱酸性,pH 约 6.5	
比重	1.015 ~ 1.025	
蛋白质	定性	阴性
	定量	20 ~ 130ml/24h(平均 40ml/24h)
葡萄糖	定性	阴性
	定量	0.56 ~ 5.0mmol/24h(100 ~ 900mg/24h)
酮体	定性	阴性
	定量	(以丙酮计算)0.34 ~ 0.85mmol/24h(20 ~ 50mg/24h)
尿胆原	定性	阴性或弱阳性(尿稀释 20 倍为阴性)
	定量	0.84 ~ 4.2μmol/ 24h
尿胆素定性试验		阴性

胆红素　定性　阴性

　　　　定量　≤2mg/L

尿隐血试验　阴性

尿含铁血黄素试验(Rous 试验)阴性

Bence - Jones 蛋白　阴性

肌酐(Cr)　男性　7 ~ 18mmol/24h

　　　　　女性　5.3 ~ 16mmol/24h

尿素氮　357 ~ 535mmol/24h

尿酸　2.4 ~ 5.9mmol/24h

尿淀粉酶　Somogyi 法　<1000U

免疫球蛋白　阴性

补体 C_3　阴性

尿沉渣检查　白细胞 <5 个/HP

　　　　　　红细胞 <3 个/HP(0 ~ 偶见)

　　　　　　扁平或大圆上皮细胞少许/HP

　　　　　　透明管型偶见/HP

粪便检查

量　100 ~ 300g/24h

胆红素　阴性

粪胆原定量　75 ~ 350mg/100g 粪(68 ~ 473μmol/24h)

粪胆素　阳性

蛋白质定量　极少

粪便脂肪测定(平衡试验)　<6g/24h

隐血试验　阴性

细胞 上皮细胞或白细胞　无或偶/HP

余物残渣 少量植物细胞,淀粉颗粒及肌纤维等

肾功能检查

内生肌酐清除率(Ccr)1.3 ~2.0ml × s^{-1}/1.73m^2(80 ~ 120ml/min)(以1.73m^2 标准体表面积校正)

肾小球滤过率(GFR)总 GFR100 ±20ml/min

肾小管葡萄糖最大重吸收量(TmG) 成人平均340 ±18.2 mg/min

男性 300 ~450mg/min

女性 250 ~350mg/min

有效肾血浆流量(ERPF) 600 ~800ml/min

肾全血流量(RBF) 1200 ~1400ml/min

胃液检查

胃液分泌总量 1.5 ~2.5L/24h(含盐酸160mEq/L)

比重 1.003 ~1.006

pH 1.3 ~1.8

空腹胃液量 0.01 ~0.10L(平均0.05L)

乳酸测定 定性试验 阴性

隐血试验 阴性

细胞 白细胞与上皮细胞少许

细菌 阴性

脑脊液检查

性状 无色,清晰透明

压力(侧卧) 0.69 ~1.76kPa(70 ~180mmH_2O)

蛋白 定性(Pandy)试验 阴性

清蛋白 0.1 ~0.3g/L

葡萄糖 成人2.5 ~4.5mmol/L

儿童2.8 ~4.5mmol/L

氯化物(以氯化钠计)120 ~130mmol/L

免疫球蛋白 IgG 0.01 ~0.04g/L

IgA 0.001 ~0.006g/L

IgM 阴性

胆红素　阴性

色氨酸试验　阴性

乳酸脱氢酶(LD)3 ~40U/L

溶菌酶(LZM)阴性或微量

细胞数　成人(0 ~8) $\times 10^6$/L

儿童(0 ~15) $\times 10^6$/L

细胞分类　淋巴细胞占0.70(70%),单核细胞占0.30(30%)

精液检查

量　一次排精液量3.0 ~5.0ml

pH 7.2 ~8.6(平均7.8)

比重 1.033

精子数(60 ~150) $\times 10^9$/L(0.6 亿 ~1.5 亿/ml)

一次排精子总数 4 亿 ~6 亿

活动精子(30 ~60 分钟内)0.80 ~0.90(80% ~90%)

白细胞 <5 个/HP

前列腺液检查

pH 6.3 ~6.5

卵磷脂小体 多量或布满视野

上皮细胞 少量

红细胞 <5 个/HP

白细胞 <10 个/HP

淀粉样体 老年人易见到,约为白细胞的10 倍

细菌　阴性

内分泌激素检测

血甲状腺激素(T_4)放免法 65 ~155nmol/L

血游离甲状腺素（FT_4）放免法 10～30pmol/L

血三碘甲状腺原氨酸（T_3）放免法 1.6～3.0nmol/L

血游离三碘甲状腺原氨酸（FT_3）放免法 4～10pmol/L

血反 T_3（rT_3）0.2～0.8nmol/L

血清甲状腺结合球蛋白（TBG）放免法 15～34mg/L

$^{125}I-T_3$ 摄取试验（$^{125}I\sim T_3RUR$）25%～35%

基础代谢率（BMR）-0.10～+0.10（-10%～+10%）

血甲状旁腺激素（PTH） 免疫化学发光法 1～10pmol/L

放免法 氨基端（活性端）230～630ng/L

羧基端（无活性端）430～1860 ng/L

血降钙素（CT） 放免法 男性 0～14ng/L

女性 0～28ng/L

尿 17 羟皮质激素（17-OHCS，17-OH）

男性 13.8～41.4μmol/24h

女性 11.0～27.6μmol/24h

尿 17 酮皮质激素（17-KS）男性 34.7～69.4μmol/24h

女性 17.5～52.5μmol/24h

血皮质醇 放免法 上午 8 时 140～630nmol/L

下午 4 时 80～410nmol/L

晚上 8 时 小于上午 8 时的 50%

尿游离皮质醇 放免法 30～276nmol/ 24h

血醛固酮（Ald） 放免法 普通饮食（上午 6 时）

卧位 238±104pmol/L

立位 418±245pmol/L

低钠饮食

卧位 646.6±333.4pmol/L

立位 945.6±491pmol/L

尿醛固酮　　普通饮食　　21.36 ±7.2nmol/24h

尿儿茶酚胺(CA)　　71.0 ~229.5nmol/24h

血促甲状腺激素(TSH)　放免法　　2 ~10mu/L

血促肾上腺皮质激素(ACTH)　放免法

上午8时　25 ~100mg/L

下午6时　　10 ~80ng/L

血生长激素(GH)　放免法　　男性成人 <2.0μg/L

女性成人 <10μg/L

儿童 <20μg/L

肺功能检查

潮气量(TC)　　500ml(成人)

肺活量(VC)　　男性3470ml

女性2440ml

深吸气量(IC)　　男性2600ml

女性1900ml

补呼气容积(ERV)　　男性910ml

女性560ml

功能残气量(FRC)　　男性2270 ±809ml

女性1858 ±552ml

静息通气量(VE)　　男性6663 ±200ml/min

女性4217 ±160ml/min

最大通气量(MVV)　　男性104 ±2.71 L/min

女性82.5 ±2.17 L/min

肺泡通气量(VA)　4L/min

肺血流量　　5L/min

通气/血流(V/Q)比值　0.8

动脉血氧分压(PaO_2)　(12.6 ~13.3)kPa/(95 ~100)mmHg

动脉血二氧化碳分压（$PaCO_2$） （4.7～6.0）kPa/（35～45）mmHg

动脉血氧饱和度（SaO_2） 0.95～0.98（95%～98%）

静脉血氧饱和度 0.64～0.88（64%～88%）

动脉血氧含量（CaO_2） 8.55～9.45mmol/L（19～21ml/dl）

静脉血含氧量 4.5～7.2mmol/L（10～16ml/dl）

血液酸碱度（pH）7.35～7.45（平均7.40）

动脉血浆二氧化碳含量（$T-CO_2$） 25.2mmol/L

二氧化碳结合力（CO_2-CP） 22～31mmol/L（50～70vol%）

碱剩余（BE） 成人±2.3mmol/L

儿童－4～＋2 mmol/L